災害時の健康支援
行動科学からのアプローチ

誠信書房

序　文

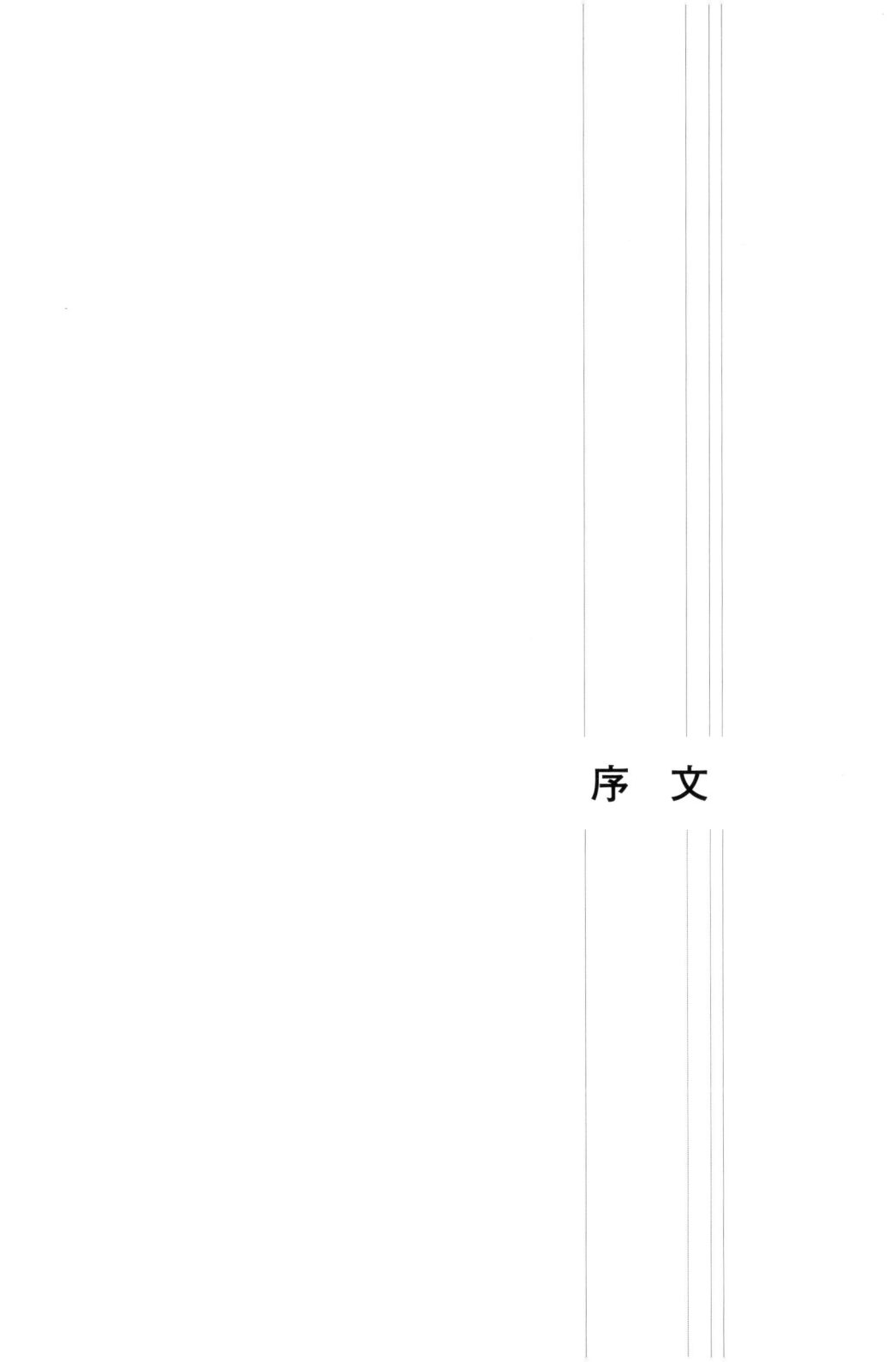

2011年3月11日に発生した東日本大震災で被害に遭われた皆様に、心よりお見舞い申し上げます。また、地震の発生から1年が過ぎましたが、今もなお復旧・復興に向けてご尽力されている多くの皆様に、心より敬意を表します。

　本書は、編者（島津）が代表世話人を務める災害行動科学研究会の活動をまとめたものです。本研究会は行動科学を基盤として、関連する諸領域（公衆衛生学、精神医学、社会学、看護学など）の研究者および実践家と連携を図りながら、災害時のこころの健康に関する中・長期的支援について幅広く検討することを目的として設立されました。

　本書は、同研究会が主催した2回の公開シンポジウムの内容[*]を再編したもので、次のように構成されています。

　第1章から第4章では、災害時の健康問題とその対応について、こころの健康問題だけでなく、からだの健康問題についてもひろく取り上げました。
　第1章では、災害時における公衆衛生上の課題とその対応について、段階別（超急性期、急性期、亜急性期、慢性期）に分けてリストアップしたほか、平時からの準備についても紹介しました。
　第2章では、岩手県大槌町での全戸訪問による健康調査の経験をもとに、被災地での精神保健上の課題と提言について述べています。
　第3章では、被災地での睡眠問題とその対応について紹介しています。睡眠は私たちの健康と安全を守るために大事な要素ではありますが、これまではあまり取り上げられていませんでした。本章では、被災地で見られる睡眠問題について、被災者と支援者の視点から取り上げるとともに、その対応についても言及しています。
　第4章では、被災地での健康運動支援を取り上げました。避難所などの生活空間が限られた場所では、「生活不活発病」のリスクが高くなります。本章では、宮城県内での活動事例を紹介しながら、生活不活発病の予防と対応の実際について紹介しました。

　第5章から第7章では、こころの健康支援に焦点を当て、その考え方と支援の実際を紹介しました。
　第5章では、行動科学の視点からみたこころの健康支援について取り上げまし

た。最初に、災害時の心理的支援における5つの原則、および災害時のストレスの内容と支援のポイントを整理したあと、中長期的支援に向けて3つの提案（社会的つながりの回復と強化、個人・集合体の自信の回復と向上、ポジティブ感情の創出）をしました。

　第6章では、災害時のこころのケアの考え方とその対応について、精神医学の視点から言及しました。支援時期を急性期と中・長期とに分け、それぞれの時期における精神医療と精神保健のあり方について紹介しています。

　最後に第7章では、労働者のこころの健康支援に焦点を当てました。本章では、現地で被災した労働者の支援方法のほか、支援者が現地へ向かうために必要な準備についても紹介しています。

　このような構成を持つ本書ですが、その特徴として次の2点が挙げられます。

　第1に、こころの健康支援を主な目的としたものではありますが、こころの健康支援と密接に関連する睡眠問題、身体活動の問題も同時に取り上げている点にあります。災害時のこころの健康支援は、その他の支援活動とは切り離して捉えられるケースが多く見られます。しかし、こころの健康支援は、関連するさまざまな領域の支援と相互に連携しながら行うことの必要性が、近年少しずつ認識されるようになりました。こころの健康問題は、さまざまな要因が相互に関連し合いながら引き起こされることが多いためです。

　第2に、こころの健康支援を、臨床的・個別的な視点だけではなく、ひろく公衆衛生の視点からも取り上げている点にあります。これは、災害時のこころの健康問題が、個人の要因単独で引き起こされるというよりも、むしろ個人と環境との相互作用から引き起こされることが多い点にあります。そのため、本書では、地域や職域など集団に注目した支援、ストレス対策などのメンタルヘルス不調の予防に注目した支援、自己効力感や集合的効力感などポジティブな側面に注目した支援など、さまざまな支援について取り上げました。

　本書の内容が、東日本大震災からの復興だけでなく、今後起こるかもしれない災害時の対応と復興支援に少しでも役立つことを願っています。

　最後に、本書の印税は全額、あしなが育英会に寄附されることになっていま

す。寄附にご快諾いただきました著者の皆様に感謝申し上げます。わが国の将来を担う子どもたちの支えになれば幸いです。

著者を代表して
災害行動科学研究会　代表世話人　島津明人

＊これまでの2回のシンポジウムの内容については、災害行動科学研究会ウェブサイト（http://www.disaster.umin.jp/）にて動画でご覧いただくことができます。

目　次

序文......3

第1章 災害時における公衆衛生上の課題とその対応
―― 患者、健康な人、すべての人の健康を守る

はじめに......16
第1節 公衆衛生対応とそれを支える要素......17
第2節 地震と台風における想定と必要な公衆衛生対応......18
 1. 地震における公衆衛生介入......18
 2. 台風における公衆衛生介入......20
第3節 災害後に必要な対応......21
 1. 段階ごとの対応をする......21
 2. 欲求の変化に対応する......24
 3. 気持ちの変化に対応する......25
 4. 社会状況に対応する......25
 5. 経済状況に対応する......27
 6. 対応時の倫理指針......28
第4節 段階別の対応......29
 1. 超急性期（48時間以内）......29
  [A] 水の確保......30
  [B] 食料の確保......30
  [C] 避難所の確保......30
  [D] トイレの確保......31
 2. 急性期（48時間から1週間）......31
  [A] コーディネートの重要性......31
  [B] 被災地の実態をさらに確認する......32
 3. 亜急性期（1週間から4週間）......32
  [A] 避難所内の運営支援......32
  [B] 高齢者への支援......33
 4. 慢性期（4週間から6ヶ月）......33
  [A] 4週間から6ヶ月の課題......33
  [B] 6ヶ月後以降の課題......34
第5節 平時からの自助・共助・公助......35
 1. 自助......35
 2. 共助......36
 3. 公助......36
第1章 引用文献......38

第2章　被災地の精神保健上の課題と提言

はじめに......40
第1節　大槌町について......41
　　1.　大槌町の人口推移......41
　　2.　震災後の状況......41
第2節　全戸訪問調査と参加保健師の生活の紹介......41
　　1.　調査の目的......41
　　2.　調査の方法と調査票の内容......42
　　3.　調査員の現地での生活......42
第3節　住民への調査から得られた情報......44
　　1.　大槌町の被災の様子......44
　　2.　在宅住民から得られた情報......45
　　3.　避難所の状況......45
　　4.　避難所住民から得られた情報......46
第4節　調査から抽出された精神保健上の課題と提言......47
　　1.　日中の身体活動量の減少による身体・精神健康障害......48
　　2.　家族を亡くされた方へのケアの不足......49
　　3.　長引く避難所生活での不満の蓄積や心理的ストレスの増大......49
おわりに......50
第2章　引用文献......52

第3章　被災地での睡眠問題とその対応

はじめに......54
第1節　健康と安全を守るための睡眠......55
　　1.　健康と睡眠......55
　　2.　安全と睡眠......56
第2節　被災地で見られる睡眠問題......57
　　1.　被災者の場合......57
　　　Ⓐ　避難所での睡眠問題......57
　　　Ⓑ　仮設住宅での睡眠問題......58
　　2.　支援者の場合......58
　　　Ⓐ　現地の諸機関に所属する人びとの睡眠問題......58
　　　Ⓑ　現地以外の諸機関に所属する人びとの睡眠問題......58
第3節　被災地における睡眠問題への対応......59

　　　　　1.　被災者への対応......59
　　　　　2.　支援者の対応......61
　おわりに......62
　第3章　引用文献......64

第4章　被災地の健康運動支援

　はじめに......68
　第1節　生活不活発病......69
　　　　　1.　生活不活発病とは......69
　　　　　2.　生活不活発病の予防......69
　　　　　3.　個に応じた対応......74
　第2節　東日本大震災後の宮城県内の
　　　　　健康運動支援のネットワークづくり......74
　　　　　1.　震災直後の健康運動支援の状況......74
　　　　　2.　被災地健康運動支援情報ネットワーク仙台みやぎの発足......75
　　　　　3.　UNDAの役割と活動......77
　第3節　宮城県内の「生活不活発病」の予防と実際の対応
　　　　　――支援団体UNDAの活動事例......78
　　　　　1.　屋外での運動教室の開催......79
　　　　　2.　仮設住宅での運動指導......79
　第4節　被災地の健康運動支援のために必要なネットワーク......80
　おわりに......81
　第4章　引用文献......83

第5章　こころの健康支援――行動科学の観点から

　はじめに......86
　第1節　行動科学からみた災害時のこころの健康支援の考え方......87
　　　　　1.　災害時の心理的支援における5つの原則......87
　　　　　2.　災害時のストレスと支援のポイント......87
　第2節　中長期的支援に向けた3つの提案......88
　　　　　1.　社会的つながりの回復と強化......89
　　　　　　　A　社会的支援と健康......89
　　　　　　　B　社会的つながりの促進......92

2　個人・集合体の自信の回復と向上......94
　　　　　Ⓐ　自己効力感と集合的効力感......94
　　　　　Ⓑ　自己効力感と集合的効力感の回復......95
　　　3　ポジティブ感情の創出......96
　　　　　Ⓐ　ポジティブ感情の3つの効果......97
　　　　　Ⓑ　ポジティブ感情の創出......97
　第3節　支援における留意点......99
　　　1　心理的負債感への配慮......99
　　　2　既存の問題への配慮......100
おわりに......101
第5章　引用文献......102

第6章　こころのケアの中・長期的支援
——精神医療から精神保健へ

はじめに......106
　　　1　被災後の精神障害......106
　　　2　「こころのケア」の実態......106
　　　3　精神医療と精神保健......108
　　　4　新しいガイドラインの導入......108
　第1節　急性期の精神医療......109
　　　1　急性期の対応......109
　　　2　急性期の薬物療法......110
　第2節　急性期の精神保健......111
　　　1　安心感を創出する......111
　　　2　急性期の心理教育について......112
　　　3　伝えるべきか、伝えるべきでないか......113
　第3節　中・長期の精神医療......114
　　　1　中期からの精神医療......114
　　　2　地域外の派遣医療から地域の医療機関への移行時期......115
　　　3　スクリーニングの可否......115
　第4節　中・長期の精神保健......117
　　　1　中期からの精神保健......117
　　　2　コンタクトの維持......117
　　　3　二次受傷について......118
　　　4　マネジメントの定式化......118
　　　5　専門家の教育......119
　　　6　自殺について......119

第5節　今後の課題......120
　　　1. のぞまれるガイドライン作成......120
　　　2. 標準的治療の普及......120
　　　3. マネジメントの体系的整理......121
おわりに......121
第6章　引用文献......122

第7章　震災後の企業従業員の心理支援
——支援者が現地で留意すべき点

はじめに......124
第1節　震災後の企業従業員の心理支援活動の実際......124
　　　1. 調査と面接の目的——実施する側の目的......124
　　　　Ⓐ 精神的状態や身体的状態の健康状態の把握......124
　　　　Ⓑ 勤務状況の把握......125
　　　　Ⓒ 会社の相談体制......125
　　　2. 調査と面接の目的——従業員側の意義......126
　　　　Ⓐ 自分自身のストレス状態が把握できる......126
　　　　Ⓑ 職業性ストレスに対するセルフケアの知識を伝達できる......126
　　　　Ⓒ 組織的取り組みへのきっかけづくり......126
　　　3. 調査と面接の内容......126
　　　　Ⓐ 調査票を構成する際にPTSD関連の内容を直接聞く
　　　　　　尺度や項目をはずす......127
　　　　Ⓑ 震災時を起点にした聴き取りを避ける......128
　　　　Ⓒ 「こころのケア」というタイトルづけをしない......129
　　　4. 調査と面接の結果......129
　　　　Ⓐ 地域差が大きく従業員間の個人差・温度差もある......130
　　　　Ⓑ 「非常時」の名のもとでの過重労働がある......130
　　　　Ⓒ 震災前からの過度な業務負担が顕在化する......131
　　　　Ⓓ 災害後の会社側の支援体制や
　　　　　　上司のリーダーシップの重要性......131
　　　　Ⓔ 調査と面接による中・長期的支援......132
第2節　支援者が現地へ向かうために必要な準備......134
　　　1. 支援者に必要な情報の収拾と事前準備......134
　　　　Ⓐ 「サイコロジカル・ファーストエイド実施の手引き」
　　　　　　日本語版......134
　　　　Ⓑ 「災害時地域精神保健医療活動のガイドライン」......134
　　　　Ⓒ 「東日本大震災 被災地での心のケアチーム活動マニュアル

　　　　　　　　Ver. 2」 …… **134**
　　2. 支援者が陥りやすい心理状態とその対処法 …… **135**
　　　Ⓐ　二次的外傷性ストレス …… **135**
　　　Ⓑ　惨事ストレス …… **135**
　　　Ⓒ　支援者自身のセルフケア …… **135**
　　3. 支援者と現地をつなぐために必要なこと …… **136**

第 7 章　引用文献 …… **138**

執筆者紹介 …… **139**

第1章

災害時における公衆衛生上の課題とその対応
——患者、健康な人、すべての人の健康を守る

北里大学医学部　和田耕治

prologue

はじめに

　災害時には、被災者の健康を守るためにさまざまな対策が必要となります。医療関係者が対象とするのは、以下の方がたになります。

①治療が必要な「患者」。
②健康な人も含めたすべての人。

　前者は多くの医療関係者がふだんから対象としている方がたであり、患者が必要とする治療をいつもどおり提供することが求められます。しかし、こうした治療を提供する活動も、被災地へ外部から支援に入った場合には、ただ治療するだけではなく、その地域における医療連携を常に意識しながら、中・長期的な治療の継続も含めた対応が求められます。
　後者は、医療機関で働く医療関係者が、通常の業務では関わることが少ない方がたです。ふだんは保健所や市町村などによる公衆衛生や福祉としての取り組みが中心となって関わっています。しかし、医療関係者が被災地へ医療支援として入った場合には、避難所などを訪問することになり、患者だけでなく、健康な人の予防も含めた介入を、ふだんの診療などの経験を生かしながら関わっていくことが求められます。もちろん、こうした活動には、行政の保健師などの専門性や経験が一部求められますが、問題意識をもっていれば、これまでの経験を生かし、それほど難しくなく現場で行えることがたくさんあります。被災地では、現地の保健所や市町村の担当者自身も被災しており、さらにふだんよりも多くの人を対象とし、また業務をこなさなければならないため、対応が手薄になっています。
　そもそも医師法第1条では、「医師は、医療及び保健指導を掌ることによつて公衆衛生の向上及び増進に寄与し、もつて国民の健康な生活を確保するものとする」と、医療従事者1人ひとりが、公衆衛生の観点から予防や早期の対応などにも関わることが求められています。また、被災地では、治療が必要な患者よりも、こうしたすぐには医療が必要ではない人たちの数が圧倒的に多いため、新たな疾病者やけが人を出さないようにすることで、被災地での医療への負担を減ら

第1章　災害時における公衆衛生上の課題とその対応

すということにもつながります。

本章では、災害時における患者から健康な人までを対象にした公衆衛生対応について概説します。まず、公衆衛生対応と、それを支える要素、そしてわが国における代表的な災害である地震と台風を想定した公衆衛生対応を紹介します。ついで、災害後の段階別に求められる対応を示します。

第1節
公衆衛生対応とそれを支える要素

災害時における集団の健康を守るための対応としては、図❶に示すようにさまざまなことが求められます（和田. 岩室., 2011）。とくに災害直後は、公衆衛生対応そのものよりも、まずは生命を維持するための食料や飲料水、そして生活用

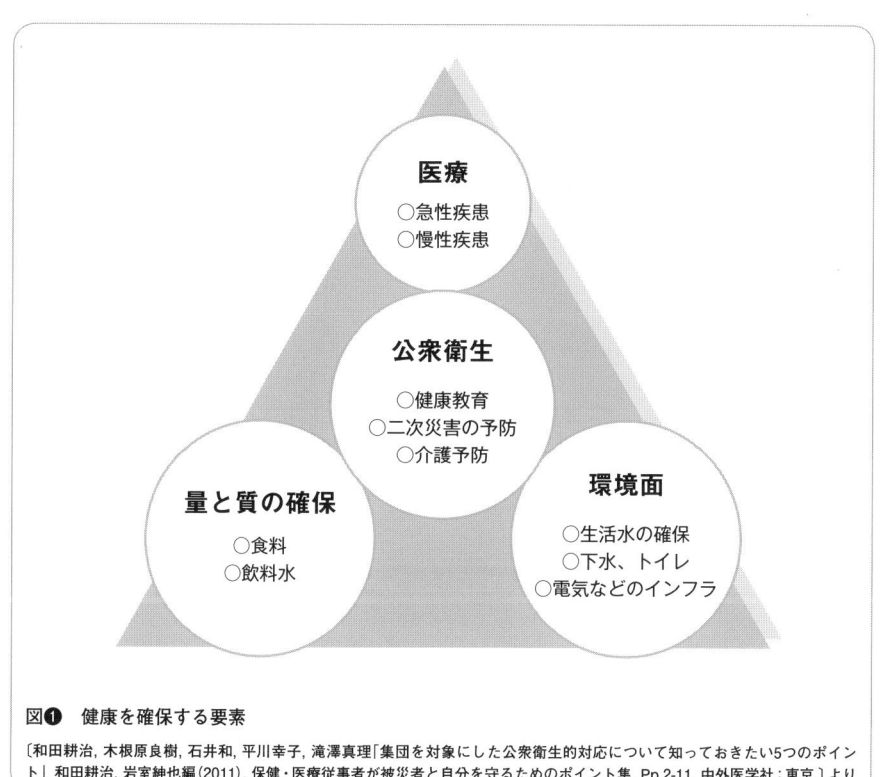

図❶　健康を確保する要素

〔和田耕治, 木根原良樹, 石井和, 平川幸子, 滝澤真理「集団を対象にした公衆衛生的対応について知っておきたい5つのポイント」和田耕治, 岩室紳也編(2011). 保健・医療従事者が被災者と自分を守るためのポイント集, Pp.2-11. 中外医学社：東京.〕より

水、トイレ、インフラといった環境面の確保が不可欠です。その上で、公衆衛生対応として健康教育を行うことや、環境・職業を要因とする二次災害の予防、そして介護といった面での対応が求められます。

さらに、医療的側面として、緊急時は急性疾患の治療などが優先されますが、時間の経過とともに、次第に生活習慣病やその他の病気、慢性疾患の治療が求められることになります。公衆衛生や医療を支える食料や水、そして環境面の対策に医療福祉関係者が関われることもありますので、とくに災害直後にはこうした点についても、なんらかの関わりを持つことが求められるでしょう。もちろん、食料や水の確保、運搬、配布などは、自治体や自衛隊などが主体となって行いますが、これらについては後述します。

第2節 地震と台風における想定と必要な公衆衛生対応

自然災害にはさまざまなものがありますが、とくにわが国において課題になる災害としては、地震と台風が挙げられます（Landesman, 2011）。ここでは、それぞれの災害時に想定しうる問題や、必要な公衆衛生対応の代表例を紹介します。地域や規模によっては、ここで想定した以上のさまざまなことが求められることもあります。

1. 地震における公衆衛生介入

わが国は、近年において東北地方太平洋沖地震（2011年）、岩手・宮城内陸地震（2008年）、新潟県中越沖地震（2007年）、能登半島地震（2007年）などの大規模な地震を経験しています。今後、東海・東南海・南海地震などの大規模な地震や、それに伴う津波の可能性が指摘されています。

地震による死者やけが人は、発生した時間、発生場所の人口密度・耐震構造住宅数などによって異なります。地震による傷病で最も多いのは、切創、骨折、挫滅創、がれきに閉じこめられることによって生じる脱水症状などです。また、不安やストレスの影響もよく見られます。死亡やけがは地震直後だけでなく、その後の建物の崩壊や片付けの際にも起こり得ます。

地震を想定した、公衆衛生的な介入としては、POINT ①にある項目が挙げら

POINT①

地震を想定した公衆衛生的な8つの介入ポイント

①地震を想定した避難や対応の訓練を平時より行う。

②家庭や車のなかにファーストエイドキットやサバイバルのためのキットを平時より準備する。

③安全な飲料水や食事の確保の基本的方法を教える。

④地震後の治療が行えるように地域の救急医療体制を確保する。

⑤処方薬、介護サービスなどにアクセスができなくなった人への治療・介護の継続を確保する。

⑥感染症やけがのサーベイランスを行い、場所、重症度、特徴などを把握する。

⑦人びとが必要とする警戒情報やけがの予防策などを伝えるようメディアに協力を求める。

⑧捜索チームとレスキューチーム（警察と消防）が共通したサーベイランスフォームなどを使い、被害の状況を協力して把握する（たとえば倒壊した建物、場所、破壊の程度、火事の可能性、毒物の有無、被害者の場所、けがの特徴などを把握する）。

れます。

2. 台風における公衆衛生介入

　わが国は台風による被害をしばしば受けます。台風による河川の増水、土砂崩れなどにより被災する方がいます。台風は地震よりもある程度事前に予測することができるのですが、特定の地域に長らく停滞することもあり、また、広範囲にわたって被害をおよぼすことが特徴として挙げられます。

　台風による死者やけが人は、避難できなかったり、十分な準備や警戒ができていなかったり、復旧期において水や食品の安全の確保やけがの予防ができなかった際に発生します。台風が直撃している地域での死者やけが人は、溺水（できすい）、感電、飛来物や倒木などによって発生します。また、台風の襲来中や直後は、心筋梗塞やストレスに関連する疾病が増加する傾向があります。さらには、台風通過後に被災した地域では、食中毒、呼吸器感染症、昆虫媒介感染症、中毒などが発生しえます。また、チェーンソーや重機などによる復旧作業中のけがや、蛇や動物にかまれるといったアクシデントも発生します。

　こうした二次災害を予防するためには、住民への教育が必要となります。どう

POINT②

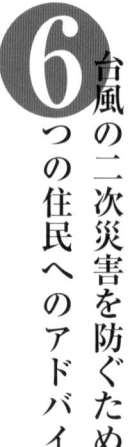

台風の二次災害を防ぐための6つの住民へのアドバイス

①避難時には感電予防の観点から自宅の電気のスイッチなどを切る。

②避難する際には長袖長ズボン、動きやすく安全な靴やブーツなどを着用する。

③感電やけがを予防するために水のあるところに入らない。

④避難所などから自宅に戻る際には、自宅の被害状況や、電気機器、ガス器具などが壊れていないか確認する。

⑤自宅に戻る際には日中に戻る。

⑥停電時の照明には電池式の懐中電灯を使い、ろうそくは用いない。

第1章 災害時における公衆衛生上の課題とその対応

いったことを住民にアドバイスすればいいかを POINT ② に列挙します。

こうしたことは災害直後に伝える必要があることから、地域と連携して現場で対応する医療従事者も予防について伝える機会を見つけることが必要です。また、こうした二次災害の可能性を特定するには、ある程度の専門性を必要としますので、行政機関によって把握されていない二次災害の可能性を医療従事者が確認した場合には、地域の行政機関などに伝えます。

また、被災地での台風を想定した公衆衛生対応としては、POINT ③ の6つの項目が挙げられます。

第3節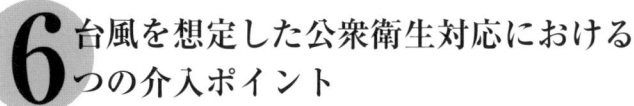

1. 段階ごとの対応をする

表❶に示してあるのは、災害後の被災地域や避難所における、段階ごとの医

POINT③

6つの介入ポイント 台風を想定した公衆衛生対応における

① 被害を受けた地域におけるニーズアセスメントを行う。
② 死亡者、けが人、病人のサーベイランスを行う。
③ 安全な水や食事が確保できるように教育する。
④ 二次災害の予防について必要な対策を住民に伝える。
⑤ 化学物質の流出などをモニターする。
⑥ 介護や治療が必要な人の避難の計画を立てる。

表❶ 自然災害後の被災地域や避難所における段階ごとの医療・保健対応の目標と必要な行動

〔和田耕治, 木根原良樹, 石井和, 平川幸子, 滝澤真理「集団を対象にした公衆衛生的対応について知っておきたい5つのポイント」和田耕治, 岩室紳也編(2011). 保健・医療従事者が被災者と自分を守るためのポイント集, Pp.2-11. 中外医学社:東京.〕より

凡例　◆：医療者が実施すべき内容　◇：保健担当者が実施すべき内容　●：その他が実施すべき内容

段階と対応の目標		〔超急性期〕発生時から48時間	〔急性期〕48時間から1週間
		1. 自分や周囲の人の命を守る。 2. 被害状況を把握する。 3. 拠点機関の通信手段を確保する。	1. 負傷者や災害以外の急性期医療に対応する。 2. 二次災害を予防する。 3. 被災者の生活環境を確保する。
医療		◆命に関わる外傷などへの対応（地域医療機関、DMATなど）。 ◆トリアージによる治療の優先決定、救急搬送など。 ◆医療チームの避難所など被災地域の拠点への派遣。 ◆警察と連携した死亡者への対応。	◆◇要支援者・ハイリスク者（インシュリンを必要とする患者、透析患者、妊産婦、乳児、慢性疾患患者、要介護者など）の特定と対応。 ◆負傷者の対応。 ◆災害以外の急性期医療への対応。 ◆避難所などでの感染症発生などを防ぐための注意喚起（パンフレット配布など）。
食料		●自治体等備蓄食料の放出、分配。 ●提携先民間事業者からの食料調達の依頼。 ◇配慮を必要とする方の食料の調達（透析患者、食物アレルギーなど）。	●備蓄食料の放出と公平な分配。 ●食品製造・流通事業者への食糧増産・配送の依頼。 ●炊き出しの手配や支援。 ◇配慮を必要とする方の食料の調達（透析患者、食物アレルギーなど）。
避難所		●安全性を確保された場所の確保（耐震化、防寒・防熱など）。 ●毛布等の物資確保、供給。	●自治体内の避難所の場所や収容人数・運営状況の把握（住民主体に開設された避難所を含む）。 ◇衛生管理の開始（掃除、土足厳禁など）。 ●避難所のプライバシー確保（更衣室、授乳スペース等の設置）。 ●入浴施設の確保。 ●民間企業との連携を含めた避難所の確保（行政の施設、企業の保養所、ホテルなど）。 ●住民主体の避難所運営のサポート。
トイレ		●既存のトイレの確保、利用確認（下水が機能しないトイレの使用停止、仮設トイレの確保）。 ●簡易トイレ、ポータブルトイレなどの手配。	●仮設トイレの数の確保（50人に1つ／男女別の簡易トイレなど）。 ◇トイレの安全性・衛生面の確保。 ◇高齢者などに配慮したトイレの設置。
インフラ	情報	●被害に関する情報収集・提供。	●被害に関する情報収集・提供（被害状況、復旧状況、他の避難者リストなどの情報公開など）。
	通信	●衛星電話や無線・予備バッテリーの確保、復旧拠点や各避難所への供給。 ●住民が利用できる通信機器の設置。	●衛星電話や無線・予備バッテリーの確保、復旧拠点や各避難所への供給。 ●住民が利用できる通信機器の設置。
	水	●断水地域への応急給水活動手配、（必要に応じて）近隣市町村への応援手配。	●給水車の有効な配分（優先すべき施設へ）。 ●避難所毎の水の確保の確認。
	ガス・電気など	●電気設備のない避難所への発電機の確保（電気の復旧支援／●◇一酸化炭素中毒予防の啓発）。 ●ガソリンや灯油の確保・供給。	

	〔亜急性期〕 1週間から4週間	〔慢性期〕 4週間以降
	1. 被災者の健康を維持する。 2. 生活環境を改善する。 3. 地域の医療体制を立て直す。	1. 生活を安定化（避難所・仮設住宅・一時避難を含めた住環境の確保）する。 2. 地域の医療体制を安定化する。
	◆災害以外の急性期医療への対応。	◆◇避難所・仮設住宅への巡回訪問。
	◆◇要支援者・ハイリスク者の特定と対応。 ◆かかりつけ医への引継ぎ。 ◆介護予防⇒通常のサービス。	◆◇生活不活発病予防対策（体操励行）。 ◆◇被災者のストレスや心のケアへの対応。
	●食品製造・流通事業者等、地元業者を活用した食料（弁当など）増産・配送の依頼の手配。 ◇生鮮野菜や果物の確保など栄養バランスに配慮したメニューの作成・提示。	●◇避難所・仮設住宅への巡回栄養支援・食環境配備。
	●◇避難所の質の向上（間仕切りや更衣室、授乳スペース等の設置促進）、衛生管理（土足厳禁など）の徹底。 ●避難所の自治組織の支援（清掃、配給の秩序の確立、ボランティアの活用など）の改善。 ●避難所の統廃合⇒廃止される避難所住民の適切な移動。 ●仮設住宅建設開始、住民移動（親戚宅や被災地域以外の施設などへの避難）状況の把握。	●仮設住宅への適切な移行（コミュニティの確保・自治組織の存続など）。 ◇住民の移動状況および移動後の健康状態の把握。
	●仮設トイレの数の確保。 ●下水道復旧。 ●◇トイレの安全性・衛生管理の継続的実施（自治組織、ボランティアへの移行）。	
	●住民への各種届け出や学校の再開、仮設住宅などの必要な情報の提供。 ◇医療施設・介護・福祉施設のサービス再開など、必要な情報の提供。	●仮設住宅に移動した住民への適切な情報提供。
	●通常の通信網の確保。	
	●上水道の復旧。 ●避難所毎の水の確保の確認。	●上水道の復旧。
	●電気の復旧状況確認、電気の分配と稼働の確認。	●電気の復旧。

療・保健対応の目標と必要な行動です（和田. 岩室., 2011）。

　この表では、48時間以内を超急性期、48時間から1週間を急性期、1週間から4週間を亜急性期、4週間以降を慢性期としてあります。このフェーズの期間は災害によって異なりますが、目標とすべき時期の目安とともに示しました。もちろん、いずれのフェーズでも、少しでも早い対応が求められますが、これよりは遅くなってはいけない最低限の目安としてこの表を活用してください。段階ごとの対応については後述します。

2. 欲求の変化に対応する

　図❷（長岡技術科学大学, 2006）は、避難所生活での時間経過に伴う欲求の顕在化を示した図で、中越地震の報告書に記載されているものです。この図を見ると、時期やさまざまな背景、場所によって、欲求が異なってくることがわかります。対策としては、ある程度は先手を打った対応をし、また、それと同時にニーズをモニターしながら、ニーズにあった対応をすることが求められます。

	生理的欲求	心理的欲求	社会的欲求
発生時	○就寝場所 ○身体衛生 ○水・食料 ○排泄		○安否情報 ○復旧情報
2週間後		○ストレス	
1ヶ月後		○人の視線 ○人間関係 ○プライバシー 　（仕切り設置）	○住宅入居 ○将来の生活 ○仕事 ○行動制約
6ヶ月後			○経済 ○仕事

図❷　避難所生活における諸欲求の時間経過に伴う顕在化
〔長岡技術科学大学（2006）. 新潟県中越地震被害報告書. http://coastal.nagaokaut.ac.jp/~jisin/report/2-13.pdf（2012年6月4日アクセス）.〕より

3. 気持ちの変化に対応する

　もう1つ、重要なこととして、図❸に見られるような、災害直後における人びとの気持ちの動きがあげられます（和田. 岩室., 2011）。

　こういった気持ちの動きは、被災地域においても、被災していない地域や、支援を行っている地域においても同様に起こります。災害直後は、恐怖や不安、さらなる災害の不安もあり、人びとの気持ちは低下しますが、次第に助け合う機運が高まるようになります。この時期のことを、英語では英雄期（Heroic phase）やハネムーン期（Honey moon phase）と言います。この時期は、多くの支援が寄せられ、被災地域においても団結心が強まる時期です。しかし、ある程度の期間を過ぎると幻滅期と呼ばれる時期に入り、人びとの気持ちは次第に下がって行きます。将来の見通しの厳しさ、家の片付けなどにより被害の大きさを実感し、家族を失った場合にはその悲しさもあり、さらに失業といったことが重なることもあります。また、家計の悪化、同居、扶養といったことで、家族の問題もこの時期に顕在化します。

　東日本大震災でも、被災後数ヶ月たってから、自殺やアルコール飲酒量が増加したといったことが報告されました。失業した人は、被災して半年後には失業保険の給付も終わります。また、さまざまな地域の仮設住宅などへ移動することで、地域のつながりも失われます。阪神・淡路大震災でも、直後は復旧のための片付けなどで雇用が増えましたが、半年後に経済の底がおとずれたということも報告されています（阪神・淡路大震災復興フォローアップ委員会, 2009）。

4. 社会状況に対応する

　図❹は、東日本大震災、阪神・淡路大震災、中越地震における避難所生活者の推移についての各震災ごとの比較を示しています（内閣府, 2011）。避難所生活はプライバシーもなく、寒さや暑さも厳しく、食事面でも十分な対応ができない過酷な環境です。震災後には、仮設住宅や既存の住宅施設のすみやかな確保が求められます。しかしながら、仮設住宅などでの避難生活では、コミュニティが分断され人のつながりがなくなったりすることや、仮設住宅のアクセスの悪さや、高齢化率の上昇などが課題となります。ここでは、避難所から住宅への早期の移動という課題解決だけでなく、その後のプラスアルファの配慮が未来のためにも必

図❸　災害における集団のこころの動き
〔和田耕治, 木根原良樹, 石井和, 平川幸子, 滝澤真理「集団を対象にした公衆衛生的対応について知っておきたい5つのポイント」和田耕治, 岩室紳也編(2011). 保健・医療従事者が被災者と自分を守るためのポイント集, Pp.2-11. 中外医学社：東京.〕より

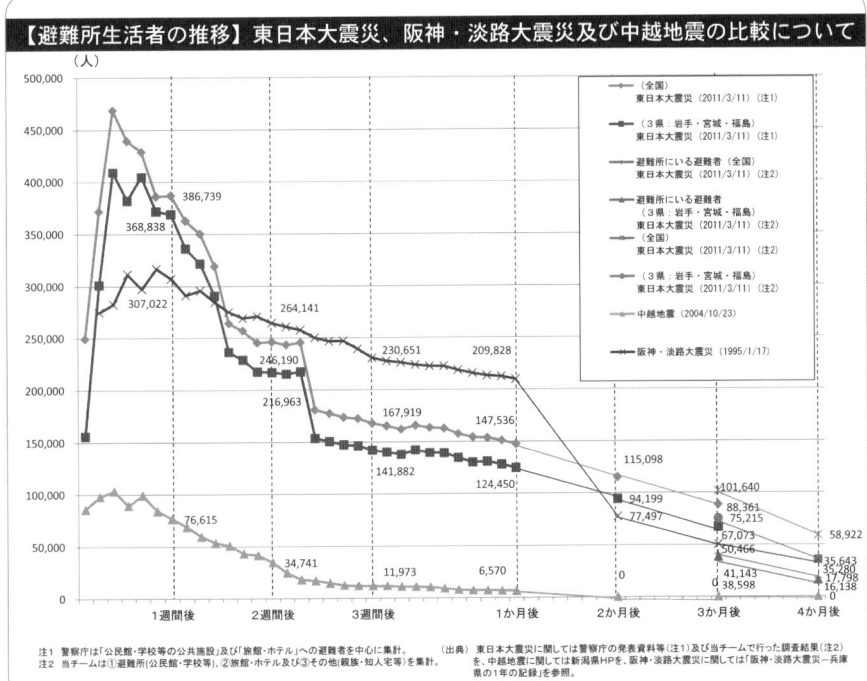

図❹　避難所の人数の推移
〔内閣府（2011）．避難所生活者の推移．東日本大震災、阪神・淡路大震災及び中越地震の比較について．http://www.cao.go.jp/shien/1-hisaisha/pdf/5-hikaku.pdf（2012年5月10日アクセス）．〕より

要となります。これは容易なことではありませんが、こうした避難所から住宅への移動に関する教訓は、すでに阪神・淡路大震災や東日本大震災などの報告書に集積されておりますので参考にしてください（阪神・淡路大震災復興フォローアップ委員会，2009）。

5. 経済状況に対応する

　世界的不況や円高といった経済状況なども、東日本大震災においては大きな影響を与え、雇用の確保が課題となりました。こうした経済・雇用状況は一見、健康には直接は関係ないように見えるかもしれませんが、近年は「健康の社会的決定要因」として経済や雇用といった社会状況が健康に与える影響を考えることが、公衆衛生における大きな課題となっています（相澤．和田．太田．，2010）。経済

や雇用の問題は、国や地域、企業などが主体となる課題であり、健康や福祉の視点からの発言は難しく、また発言したとして声が届きにくいかもしれません。しかし、経済を活性化させ、雇用を促進することが、地域住民の健康の維持にも貢献するということを医療福祉関係者が発言することによって、状況改善の後押しをはかることは重要だと考えています。

6. 対応時の倫理指針

　災害後の活動のあり方を考えるにあたり、公衆衛生の倫理指針（Public Health Leadership Society, 2002）も参考になります。米国の Public Health Leadership Society による "Principles of the Ethical Practice of Public Health" では、

- ○公衆衛生は、地域社会の保健・衛生の維持を求めるだけでなく、個人の健康も地域社会における生活・生きがいなどと連動していることを認識するものです。
- ○人間は友情、家族および地域社会で話し相手を求め、お互いが関心を持ち、安全と生き残りをかけて相互依存関係を形成します。
- ○個人と個人の前向きな関係と公衆衛生施設間の協力は、健康な地域社会の表れです。

ということが挙げられています。活動にあたって、健康に関わる人は、これらを念頭に置いておくとより幅広く人びととの関わりがもてるでしょう。

　東日本大震災後、半年ぐらいしたころ、あるテレビ局のディレクターの方が「今は東日本大震災の話題を出すと視聴率が下がる傾向があります。そうは言いながらも、メディアとして震災のことが忘れられないように工夫して取り上げるようにしています」とお話になっていました。これは、被災地以外での幻滅期の一つの現象なのかもしれません。幻滅期は長く続き、1年目、2年目などといった節目において、人びとのこころにも影響を与えます。被災した規模が大きい場合には、直後だけでなく長期的な支援のあり方についても継続した議論が必要です。

　次節では、段階別に考慮しておくべき点を紹介します。

第 4 節
段階別の対応

災害後の段階は、おおまかに以下の 4 つの段階にわけられます。

1. 超急性期（48 時間以内）
2. 急性期（48 時間から 1 週間）
3. 亜急性期（1 週間から 4 週間）
4. 慢性期（4 週間から 6 ヶ月）

本節では、それぞれの段階における対応を紹介します。

1. 超急性期（48 時間以内）

災害後 48 時間以内では、自分や周囲の人の命を守ることや、地域における被害状況の確認が優先されます。受傷した人や、倒壊した家屋に生き埋めになった方などを救える可能性は、時間が経つにつれ低下します。

命を守るために必要なものを優先順に並べると、

- A 水
- B 食料
- C 避難所
- D トイレ

になります。

また、季節によっては凍死や熱中症のリスクも想定して、外部からの支援が入るまでなんとかしのがなければなりません。東日本大震災においては、まだまだ寒い 3 月であったこともあり、自治体からわずかな毛布が避難所に支給されたものの「取り合いになった」ということを保健師さんからも聞きました。このような状況であれば致し方ないとも言えますが、現場ではよりベターな支援者の判断が求められます。

A　水の確保

　水がすぐに確保できるかどうかは命を守るためにも非常に重要です。避難所にもなる学校などでは、災害に備えて地下に設置されたタンクに水が確保されていることもありますが、タンクの開栓は水道局などの関係者しかできないことになっている自治体も多いようです。その理由は、タンクの水が飲水に適しているかどうかを確認しなければならないからです。そのため、学校などのタンクの水は、災害後すぐには使用できない可能性があり、今後、地域でどの程度これらの水が迅速に確保できるかが課題になります。

　また、こういった備蓄された水が停電時にも使えるかの確認が必要です。ある地域では、手動のポンプが備えつけられていることもあるようです。人が生きるために必要な水の量は、1日1人あたり最低2リットルで、生活用水も入れると1日1人あたり20リットルの確保が理想になります。水はとても重く、その運搬が大きな負担となり、離れたところに運ぶにはリヤカーなども必要になることを留意しておく必要があります。こうしたことを平時から確認し、情報を共有し、できれば訓練などもしておくことが求められます。

B　食料の確保

　食料の確保にあたっては、供給が安定するまでは質よりも量を優先します。必要なエネルギー量の目安は、被災者1人あたり2100キロカロリーです。乾燥配給食（インスタント食品）は、好きな時間・場所でとりやすく、感染症のリスクも低いといったメリットがあります。調理配給食は調理用具、燃料、水、調理人、設備など、さまざまなものが必要となります。さらに配給容器なども必要となります。

　食料の配給は公平に行うことが必要で、配布の頻度などをきちんと伝えましょう。また、食物アレルギーの方や、透析患者、高齢者など、食事に特別な配慮が必要な人も被災者のなかにはいるため、そうしたニーズにも応えられるように対策を実施することが必要です。

C　避難所の確保

　超急性期に確保される避難所は、学校などの公的施設になるでしょう。注意が必要なのは、あらかじめ指定されたところ以外の避難所は、行政や外部からも把握されにくいため、支援が届かない可能性があることです。こういった避難所の

例としては、職場やお寺などが挙げられます。こういった避難所では、安全を確保しながら他の避難所との連絡や連携をとることも重要になります。また避難所内では、妊婦、高齢者など、弱者が守られるような場所の確保も必要です。

D　トイレの確保

　避難所では、あらかじめ設置されたトイレがありますが、停電によって作動しなかったり、断水によって水が流れなかったり、下水が壊れていたりするため、すぐには使えない可能性があります。下水が壊れていなければ水を流せるので、小用はたせるかもしれませんが、大便は流れにくいため、トイレに新聞紙やビニール袋をしいて流さないようにし、それごとゴミ袋などに捨てるなどして詰まりを防ぎます。

　避難所ではトイレのルールをすぐに決めないと、トイレがすぐに使えなくなってしまいますし、においの問題もおこるようになります。トイレが確保できないうちは外に穴を掘ることも効果的ですが、穴を人力で掘るのはたいへんで、またトイレ中に穴に落ちることがないように安全性を確保する必要もあります。こうした対策を行わなければ避難所の周りでトイレをしなければならなくなり、その後の衛生面の対応に困ることになります。

2. 急性期（48時間から1週間）

　急性期には、負傷者だけでなく、災害以外の急性期医療にも対応します。自然災害時には脳梗塞や心筋梗塞などの疾患が、ふだんよりも多くなる傾向があります。二次災害を予防するための啓発、そして被災者の生活環境をさらに改善するような取り組みも同時に求められます。

A　コーディネートの重要性

　医療としては、高血圧や糖尿病などの慢性疾患の治療薬の処方を必要とする人が増加します。また、便秘や不眠といった避難所生活の影響による疾病が顕在化します。

　この時期になると外部からの医療支援などが多く入るようになりますが、そのコーディネートが課題となります。こうしたコーディネートは地域を一番理解している自治体が行うことが望ましいですが、自治体の職員も被災しており、また、さまざまな対応を求められ過重な労働の最中にあり、コーディネートにあた

ることが容易ではありません。外部から支援に入る人も短期間であることが多く、引き継ぎも別組織にカルテや業務をバトンタッチしながら、現地のニーズに応じた対応を行う必要があります。また、災害の規模にもよりますが、この段階ではまだ電気や通信などのインフラが十分に復旧していない可能性もあることを留意しておきましょう。

B　被災地の実態をさらに確認する

　この時期においては、被災者の生活環境をより改善し、寒さや暑さの対策、そしてトイレ、食事、入浴などを改善し、新たな疾患の予防に努めます。支援に入った医療福祉関係者が避難所などを訪問した際には、治療だけでなく、上記のようなことも確認し、改善する活動が求められます。また、避難所として認識されていないような場所や、損壊した自宅などにいる人も多数いるため、孤立している人がいないかといったことも確認し、孤立が確認された場合には担当部署に伝えることも求められます。避難所での支援の際にも、訪問先の人にだけ対応をするのではなく、避難者などの支援を得ながら被災地を歩くなどし、積極的に実態を確認するようにしましょう。

3. 亜急性期（1週間から4週間）

　1週間も経つと、電気などのインフラなどが確保されるようになるでしょう。また、避難所の物資などのさらなる改善も期待されます。

A　避難所内の運営支援

　その一方で、避難所の内部の運営体制が確立されているところと確立されていないところが出てきます。避難所における自治的な組織が自然発生的にできることが求められますが、こういった自治の発生は、もともと知らなかった人同士が多く滞在する避難所ほど難しいようです。自治体制の確立を促すための支援としては、具体的には、トイレの清掃、食事の配給、避難所での靴の管理などをポイントにして、少しずつ改善に向けて支援をします。

　また喫煙、飲酒、ペット、そして避難所のなかでのいびきや赤ちゃんの泣き声といったことでトラブルが発生する可能性もあります。こういったトラブルの発生を防ぐためには、早めにルールを作り、妊婦や赤ちゃんなどが守られるよう場所を確保するようにしましょう。

B 高齢者への支援

　介護サービスについては、できるだけ早期からはじめなければ介護度が上がるため、避難所などから訪問できるよう手配できないか検討します。また、これまで自立していた高齢者が、避難所生活によって急に歩くことが少なくなってしまい介護が必要になる可能性があります。避難所などにおいて運動を促すなどといった活動も早期から取り入れるようにしましょう。避難所の食事の内容についても確認を行い、とくに野菜や果物の摂取などの栄養バランスについても留意します。

4. 慢性期（4週間から6ヶ月）

　4週間以降は慢性期としましたが、実際には復旧・復興に向けては長い時間がかかります。慢性期においては4週間から6ヶ月の期間と、6ヶ月後以降の2つの時期に分けて解説します。

A 4週間から6ヶ月の課題

　4週間以降になると、住居も避難所、仮設住宅、自宅など多岐にわたるようになります。この時期には、生活の安定化が目標となります。また、このころには住民のニーズも変わってきます。

　避難所では、人間関係が課題となり、プライバシー確保のためにも仕切りなどを設置し、人の視線に対する配慮が必要になります。また、この時期になると被災者は、次第に仕事のことや将来の生活のこと、仮設住宅への入居といったことなど、多くの課題があることを認識するようになります。

　仮設住宅への入居も公平性を保つために、公募やくじ引きによる決定が手法として用いられますが、避難所で確立した人のつながりやネットワークなどを壊すことになってしまいます。新たに入居先でコミュニティを作るということは不可能ではありませんが、わが国の高齢化率なども考えると容易ではないことを認識しておく必要があります。

　阪神・淡路大震災においても、公営住宅の高齢化率が課題となりました（阪神・淡路大震災復興フォローアップ委員会, 2009）。仮設住宅の設置場所についても、便利な場所は確保が難しいにもかかわらず、建設を急がなければならないというジレンマもあります。そして結果的には、生活に不便なところに設置されること

になり、最後は空き家になってしまったという事例は東日本大震災でも見られました。仮設住宅においては、自主的なコミュニティをより強固にするための支援や介入も行います。ここでは定期的な運動を皆で行うことや、お茶会をひらくといった地道なことからはじめます。

　介護予防の支援も、慢性期においてはより大きな課題となります。高齢者のなかにはふだん行っていた行動がとれなくなったり、避難所でふさぎこむといったことによって介護度が増すことがあります。より早い時期からの介入も効果的ですが、介護度の高い方の支援が優先となり、とくにある程度自立した生活ができていた方の介護度の把握や介入を行うにあたっては、医療従事者の丁寧な対応が必要となります。東日本大震災のような大規模災害においては、介護施設も震災の大きな影響を受け、サービスを提供できなくなったことも課題として挙げられました。助かった人の自殺といった課題も、このころから次第に顕在化してきます。

B　6ヶ月後以降の課題

　被災から半年が経過すると、ほとんどの人が避難所から仮設住宅へと移動し、避難所の閉鎖や統廃合などが行われます。

　この時期の課題は、経済、雇用、そして生活再建です。東日本大震災においても、多くの企業が被災地において雇用を増やすために尽力しました。復興特区制度などを活用して税金の優遇などの特例を駆使することにより、地域経済の立て直しを行うことの重要性を医療福祉関係者も認知し、さらにそうした活動がなされるような行動や発言を行うことができると思います。さらには、スポーツ、芸術を通じた生きがいづくりのきっかけを創出するという視点も重要になります。

　実際にどういったことがなされているかについては、東日本大震災において壊滅的な被害を受けた陸前高田市における保健、医療、介護などの対策の検討がサイトで公開されています（公衆衛生ねっと, 2011 から随時更新）のでご参照ください。また、阪神・淡路大震災の復旧復興においては、対策の検討を行うにあたっての指針として 10 の柱（図❺）が提唱されました（阪神・淡路大震災復興フォローアップ委員会, 2009）。こうした柱それぞれについて具体的な対策を検討し、漏れのない対応をすることが求められます。

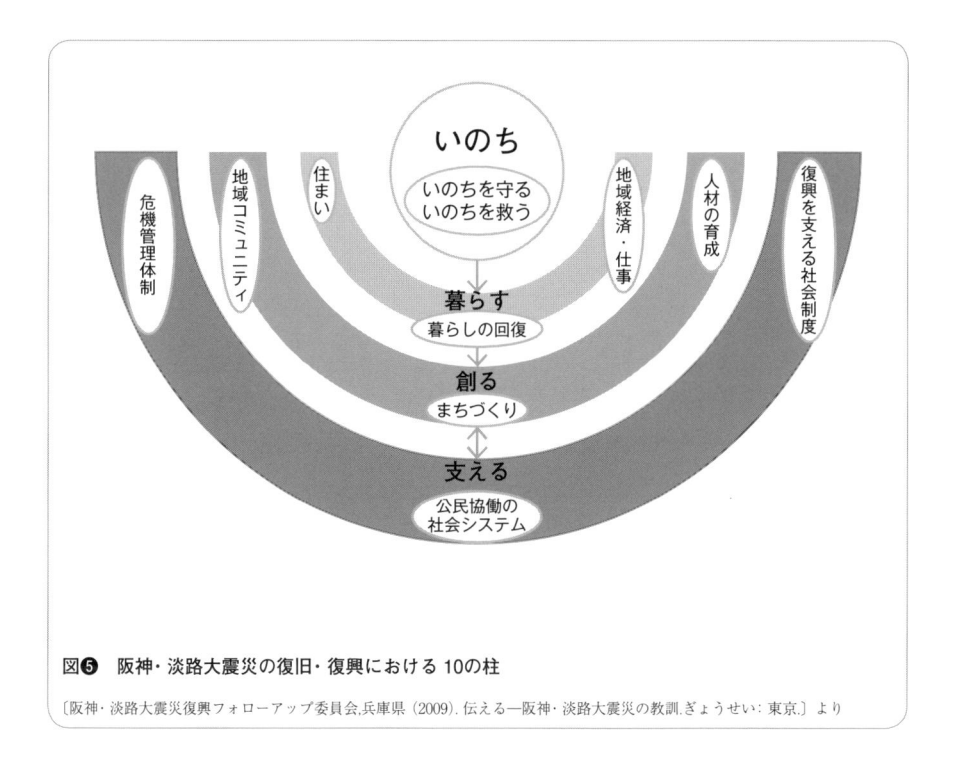

図❺　阪神・淡路大震災の復旧・復興における10の柱

〔阪神・淡路大震災復興フォローアップ委員会,兵庫県（2009）.伝える―阪神・淡路大震災の教訓.ぎょうせい：東京.〕より

第5節
平時からの自助・共助・公助

　防災対策においては、自助、公助、共助の3つが基本であると考えられています。

1. 自助

　自助とは、たとえば災害時に最低3日間はなんとか生活できるように1人ひとりが食料や水を備蓄し、家族と連絡をとったり会うための手段の確認（避難場所の確認）をし、またサバイバルの知識を身につけておくことです。

　しかしながら、東日本大震災のような大規模災害においては、3日で支援が到

着するとは限らないことが明らかになり、とくに被害の大きい地域では、支援の到着まで7日ほどかかった場所もあったことが判明しました。こういった点を考慮する必要もあります。

とくに医療福祉関係者は、自らが被災した場合には、地域の医療や福祉の緊急事態に対応しながら、自身や家族の生活を守る必要がありますので、こうした平時からの備えを行うことは極めて重要です。災害における支援に興味のある医療従事者に、自宅での備えについて聞くと、「ほとんどしていない」と回答する人がいるのはとても不思議なことです。いざという時に、自分の持つ能力を最大限に生かすためにもこういった備えをしましょう。

2. 共助

自助の備えだけではなく、住んでいる地域の防災意識を高めることによって共助を確保することも重要です。しかしながら、近年はコミュニティ内でのつながりが弱くなり、自治会などにおける地震対策を考えるような場への参加者も少なく、共同での備蓄や物品の購入などもなかなか決まらないことは珍しくありません。また、そうした場で、議論や準備に参加しない人が災害の際に助けを求めた際にはどうするかといった公平性の問題についても議論されているのが実情です。

企業においても、東日本大震災により関東地方の一部の企業はより強化した対策を検討しましたが、対策の強化はほとんど進まなかったという企業も少なくありません。こうした平時からの対策の重要性についてさまざまな立場の人が発言をし、とくに医療福祉関係者はこうしたことにも関わりを持つことが期待されます。

3. 公助

公助の実施者とは、おもに国や自治体のことをさしますが、日本赤十字社や医療機関なども含まれます。平時より災害に備えて、物品の備蓄や、有事の際の対応のあり方を検討しています。しかし、災害時には対象とする人数が多いこともあり、すぐにきめ細やかな支援が末端まで届けられるという訳ではありません。最後は国に頼ることができるといった期待が一部の方にはありますが、それは誤りです。我々はそうした意識の人に対して、行動や意識を変容するために教育な

どを日々のなかで行う必要があります。さらには、我々医療従事者も公助にどのように関わるかを平時から考えておくことが求められます。

第 1 章　引用文献

相澤好治, 和田耕治, 太田寬（2010）. 臨床医のためのパブリックヘルス. 中外医学社：東京.

阪神・淡路大震災復興フォローアップ委員会, 兵庫県（2009）. 伝える——阪神・淡路大震災の教訓. ぎょうせい：東京.

公衆衛生ねっと（2011）. 復興にむけた陸前高田市の取り組み. http://www.koshu-eisei.net/saigai/rikuzentakata.html（2012 年 6 月 4 日アクセス）.

Landesman, L. Y. (2011). *Public health management of disasters*. American Public Health Association Press: Washington, D. C.

内閣府（2011）. 避難所生活者の推移. 東日本大震災、阪神・淡路大震災及び中越地震の比較について. http://www.cao.go.jp/shien/1-hisaisha/pdf/5-hikaku.pdf（2012 年 5 月 10 日アクセス）.

長岡技術科学大学（2006）. 新潟県中越地震被害報告書. http://coastal.nagaokaut.ac.jp/~jisin/report/index.shtml（2012 年 6 月 4 日アクセス）.

Public Health Leadership Society (2002). *Principles of the ethical practice of public health*. http://www.apha.org/NR/rdonlyres/1CED3CEA-287E-4185-9CBD-BD405FC60856/0/ethicsbrochure.pdf（2012 年 6 月 4 日アクセス）.

和田耕治, 岩室紳也編（2011）. 保健・医療従事者が被災者と自分を守るためのポイント集, Pp.2-11. 中外医学社：東京.

第2章

被災地の精神保健上の課題と提言

国際協力機構（JICA）　岡本真澄

prologue

はじめに

　大学院生として精神保健学の研究に従事していた筆者は、2011年5月のゴールデンウィークに岩手県上閉伊郡大槌町にて保健師ボランティアとして活動しました。本章では、筆者が現地でボランティア活動に従事することになった経緯と活動を紹介します。

　大槌町は被災地域のなかでも津波の被害がとくに甚大であり、当時の町長をはじめとした町の職員、住民の方がたが多数亡くなられました。また、多くの住居や公的施設、民間施設が倒壊したほか、住民基本台帳などの住民に関する情報の原本まで失われました。

　こうした状況を受け、大槌町にて長年保健師として活躍した鈴木るり子氏（岩手県看護短期大学教授）より、住民の健康状態の把握と支援機関との適切な連携を目的とした健康調査の提案がありました。この提案を受け、筆者は所属大学の教授らの賛同と支援を得たことにより、この調査を実行することが決定しました。

　筆者自身は、看護師・保健師の国家資格を取得してはいたものの、保健師としての実務経験がなく不安を抱えながらの参加でしたが、現地ではベテラン保健師による丁寧な指導により、無事、調査を終えることができました。とくに、初対面の方と打ち解け、必要な情報を入手する技術を見聞する機会を得たことは、本調査を行う上でたいへん有益な経験となりました。

　なお、本稿のデータなどは2011年5月上旬時点のものであり、その後の状況については反映されておらず、また、筆者が訪問した地区や避難所も大槌町全域ではなく一部に限られているため大槌町全体の状況を把握できているわけではなく、すべて筆者の個人的な経験をもとに記述していることを予めお断りしておきます。

第1節 大槌町について

1. 大槌町の人口推移

　岩手県上閉伊郡大槌町は、岩手県の中央よりやや南寄り、沿岸部に位置する町です。この町では古くより漁業が盛んで、町の西側には山並みがひろがっており、景観にも恵まれた地域です。

　2005年の国勢調査によると、年少人口2154人、生産年齢人口9657人、老齢人口4705人（町全人口の30.8%）となっており（総務省, 2005）高齢化が進んでいる地域であると言えます。

　また、2000年には約17500人だった人口が、2005年には約16800人に、さらに2010年には15000人ほどにまで減少（総務省, 2010）しており、高齢化と同時に過疎化も進んでいることがわかります。

2. 震災後の状況

　筆者が現地を訪問した5月5日時点では、死者751人、行方不明者952人、避難者5495人で、避難所の数は33ヶ所にのぼりました（東日本大震災被害状況専門サイト, 2012）。

　それから2ヶ月後の7月1日には、死者783人、行方不明者827人となり、このころには仮設住宅の建設が進んだことなどにより、避難者は1831人となり、避難所数も25ヶ所に減少しました。

第2節 全戸訪問調査と参加保健師の生活の紹介

1. 調査の目的

　本調査の目的は、以下の3点でした。

①町民の安否確認・所在確認を行い、津波により喪失した住民基本台帳を作成する。
②住民の生活や心身の状況を把握することによって問題の早期発見を目指し、支援が必要な方には町の保健師と連携して対応する。
③今後策定される町の健康保健福祉政策への提言をまとめる。

以上の3点を目的として、4月23日から5月8日の間に訪問調査を実施しました。調査には、全国各地から集まった141名の保健師が参加しました。調査では、保健師がすべてのお宅と避難所を訪問し、質問票を用いて集めた解答をデータ化した他、青年団・婦人会・消防団へのフォーカスグループインタビューや、福祉避難所となった6施設での地区診断も実施しました。

2. 調査の方法と調査票の内容

今回の調査では、まず、地域や避難所を保健師が訪問しました。その場でお会いすることができた方については直接聴き取りを行いましたが、不在の方についてはそのご家族から聴き取りを行いました。聴き取り調査では、震災前・現在の住所、家族構成、安否について確認したあと、身体的、精神的不調の有無や、通院歴・処方薬の有無などを尋ねました。

その他、妊産婦・子ども・高齢者に対しては、それぞれの対象に特化した質問項目も準備されていました。これらの項目はA4用紙の両面に記載されていましたが、これらの項目をすべて聴取することはせず、本人によって語られた心配事、疾患・症状や、保健師が聴取して重要と判断した内容について、上記の項目を参照しながら課題を明確化しました。

3. 調査員の現地での生活

現地では、葉たばこ農家の作業部屋（60畳ほどの部屋が2つあり、うち1つは作業部屋とし、もう1つを寝室にあてた）をお借りし、そこを保健師の活動拠点としました。

現地での1日のスケジュールを簡単に説明すると、朝6時ごろ起床し朝食や身支度を済ませたあと、8時半ごろからミーティングを行い、日中に訪問する地域や避難所の割り振りや聴取の際に注意すべき点を確認し、その後4～5名毎のグ

ループに分かれて担当地域での調査を1日かけて行うといったものでした。

　調査終了後は活動拠点に戻り、調査票の記入の続きや各班リーダーへの報告を済ませます。そして夕食後には、全体でその日に生じた問題などの共有を行い、その後は各自就寝という流れでしたが、集めた調査票をパソコンに入力する作業を、主に大学院生ボランティアが夜通し行っていました。なかには、数時間の仮眠のみで作業を続ける学生もいました（表❶）。

表❶　保健師ボランティアの1日

時刻	内容	詳細
06:00	起床・洗面	○宿泊所は葉タバコの作業小屋。 ○外には仮設トイレを4台設置。 ○水道は作業用水道を借用。
06:30	朝食	○食事作り担当者が準備。 ○主食はご飯。メニューはカレー、豚汁、野菜炒めなどバラエティに富んでおりおいしかった。 ○昼食のおにぎりも用意する。
08:30	ミーティング・出発	○ミーティングが終了次第出発。 ○昼食は訪問先で場所を借りるか外でとる。
daytime	家庭・避難所訪問	○担当分が終了するまで帰舎できない。
17:00	帰舎（記録・報告）	○帰舎し次第、各自で一日の訪問調査の記録と整理を行う。 ○訪問済みの世帯を地図上にプロットする。 ○ミーティングではグループリーダーが状況を報告。
18:00	夕食	
00:00	就寝	○東京大学院生が中心となり、調査票のデータをパソコン内の住民基本台帳に入力。時間がかかる作業で夜通し行われていた。

第3節　住民への調査から得られた情報

1. 大槌町の被災の様子

　今回の調査のために隣の釜石市から大槌町に入った時のことですが、町に入ったとたん急に視野が開けるという体験をしました。それはまぎれもなく津波によって建物が流され更地になってしまっていたからでした。他方、被災地であると言ってもすべてが破壊されたわけではなく、津波が到達しなかった高台の地域では被害がないところもあるということに、町を歩くなかで気づきました（写真❶から❹）。

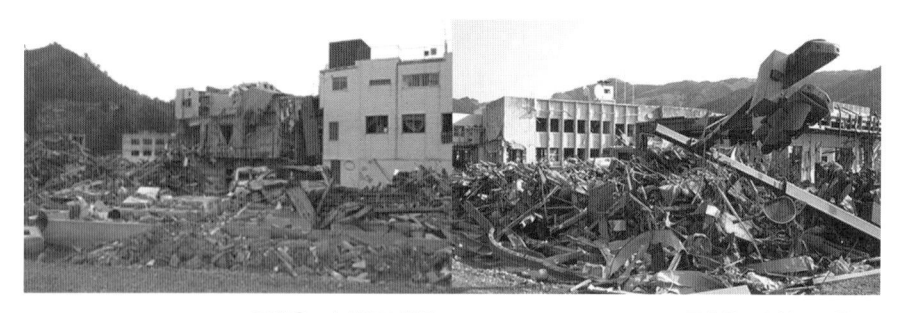

写真❶　大槌町の様子

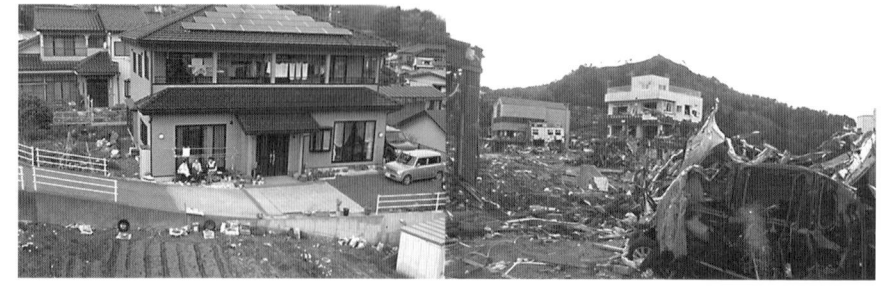

写真❷　大槌町の様子

写真❸　被害をまったく受けなかった家屋

写真❹　大槌町の様子

（写真はすべて保健師ボランティア提供）

2. 在宅住民から得られた情報

　筆者が担当した地区は津波の直接的な被害がほぼなかった地域だったため、自宅での生活を続ける方がほとんどでした。また、住民同士で食べ物を分けあったり、簡易診療所への通院を手伝ったりと、住民同士の協力により生活が成り立っていました。住民への聴き取り調査においても、生活に関して困っていることはとくにないと回答する方がほとんどでした。しかし、健康に関しては次の2点に関して課題が認められました。

　第1の課題は、住居の被害はなくとも職場が全壊し失職した者が多いことでした。そのため、日中やるべきことがなく、暇な時間を埋めようとして飲酒量や喫煙量が増加している方が多く認められました。また、血圧を測定すると、標準値を大きく超える方が中高年を中心に認められました。しかし、これらの高血圧が、震災やその後の生活の影響によるものなのか、震災以前からの慢性的な高血圧が今回の訪問調査で顕在化したものなのかは不明です。

　第2の課題は、地震・津波で家屋が倒壊した家族が、被害のなかった親戚宅に身を寄せている状況でした。なかには、一軒家に3世帯10人以上が暮らしている家もあり、生活環境の大きな変化が、精神的健康に大きな影響をおよぼしている可能性が推測されました。筆者が訪問した方のなかには、親戚に迷惑をかけて申し訳ないという感情を表出される方もいました。

3. 避難所の状況

　調査2日目は避難所での調査を担当しました。筆者が訪問した避難所は、学校の体育館を使用したもので約100世帯がそこで生活していました。避難所内では、3メートル×3メートル程のスペースを1区画とし、世帯の人数に応じて割り当てられる区画数が異なっていました（図❶）。

　また、世帯ごとに高さ2.5メートル程のカーテンで仕切られ、各家庭の入り口には段ボールで作られた表札が掲げられていました。

　避難所に到着した食糧などの支援物資は、体育館の入り口付近のテーブルに並べられ、避難所の運営・管理を行う社会福祉協議会の職員によって配給されていました。筆者がここを訪れたのはゴールデンウィークであったこともあり、日中はお絵かきや遊びを通じた子どもへの支援を行う団体や、インターネットによる

図❶ 体育館を利用した避難所の見取り図

各区画は約3m×3mほど。

各区画は高さ2.5mほどのカーテンで区切られている。

世帯構成人数によりわりあてられる区画数が異なるため、区画番号はこのように不規則なものになる。

支援物資は入り口付近に配置。

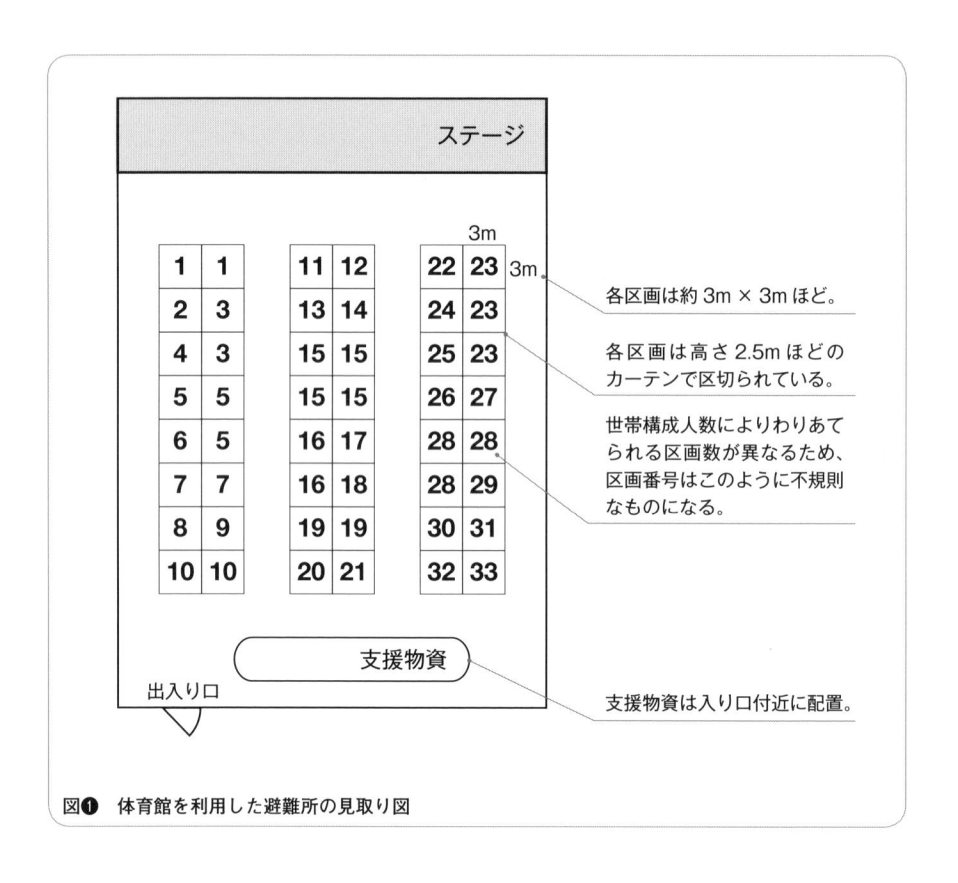

情報収集を手伝う非営利組織などが出入りし、避難所内は活気があるように見えました。

4. 避難所住民から得られた情報

　避難所ではカーテンがあるためプライバシーは保護されており、その点については満足をしている住民がほとんどでした。その一方で、カーテンで仕切られてしまっていることによりお互いが顔を合わせる機会が減少し、さらに住民同士が集まることができる広いスペースもなかったため、「お互いのことがわかりにくく住民同士でコミュニケーションが取りづらい」という声があがっていました。また、仕切りがカーテンであるということから、「隣の住民の声がうるさい」「荷物が自分の敷地内にせり出しているので解決してほしい」という不満やニーズも語られていました。こうした不満やニーズのなかには、住民同士の相談や話し合

いが十分になされれば解決が可能と思われる事柄も含まれているようでした。

また、「支援物資の配給の際に、入り口付近の配給場所に近い家庭ばかりが多くもらい、配給場所から遠いステージ側の住民（図❶参照）には十分な支援が行きわたらない」「独居高齢者が自力で物資を取りに行くのは困難で受け取るタイミングを逃してしまう」などの、配給を巡る不満や、別の配給方法を検討してほしいというニーズが聞かれました。

その他、子どもの夜泣きによる母親の疲弊や周囲の人びとの不眠、独居高齢者や母子（父子）家庭が孤立している実態も明らかになりました。

なかには、日中でもカーテンを閉ざし、生活に必要な最低限の動きをする他は自室に引きこもっている独居高齢者が存在することもわかりました。

さらに、調査票にはご主人の名前はあるにもかかわらず、「家族はわたし（母親）と子どもの2人のみです」と伏し目がちに答える住民もいました。しかし、その離別が震災以前からのものなのか、それとも震災によるものなのかは判断できず、それ以上の質問を続けることは困難でした。

第4節
調査から抽出された精神保健上の課題と提言

今回の聴き取り調査の結果から、次の3点の精神保健上の課題が抽出されました。以下に、各課題と解決のための提案を記します（表❷）。

表❷　予想される課題と解決への提言

	課題	提言
1	厳しい状況下での生活の不満を発散する場がなく、ストレスが蓄積する可能性がある。	○仕事や、やることを創出する。（例：避難所の運営、子守、食事の準備など）
2	子育てや生きることへの意欲の低下によって虐待や自殺につながる可能性がある。	○長期的に関わり信頼関係を築ける専門家を配置する。（例：24時間体制で保健師が駐在するようにし、住民同士のコミュニケーションを促進する「場」を作る）
3	避難所生活の長期化に伴い、不満の蓄積や住民同士の不信感が増大し、トラブルが生じる恐れがある。	○住民同士の話し合いの場を整備。 ○住民による自治。 ○目安箱の設置。

1. 日中の身体活動量の減少による**身体・精神健康障害**

　第1の課題は、在宅住民・避難所住民ともに、震災により失職した方が多い点にありました。また、専業主婦も避難所生活を開始して以降、これまで当たり前に行ってきた家事を行えず、日中にやるべきことがない様子でした。つまり、主婦本来の役割が果たせておらず、ボランティアによる支援を一方的に受けるだけの状態になっていました。

　このような状況に起因する問題として、生活上のストレスへの対処が困難になることが挙げられます。仕事や家事を通じてストレスを発散する場がないために、心理的ストレスが蓄積してしまうのです。また、支援の一方的な享受により、自分は社会の役に立っていないという無力感が上昇したり、自尊心や自己効力感が低下する可能性も考えられます。このような負の感情は、地域全体の言わば「集合的効力感」の低下につながり、町の復興の進展を阻害する恐れがあります。

　さらに、日中にすべきことがない状況は、心理的ストレスの原因となり精神的健康に悪影響を与えるだけでなく、飲酒量・喫煙量の増加、身体活動量低下による体重の増加といった身体的健康にも悪影響を与えます。具体的な数は不明ですが、地域を巡回していると、日中から庭に集まって飲酒や喫煙をしながら時間をつぶしている中高年者の姿をよく見かけました。

　また、この当時に避難所で配給されていた食事は、揚げ物中心のお弁当やお菓子が多く、栄養のバランスがとれているとは言い難いものでした。このような生活状況下では、血圧の上昇や肥満、その他の生活習慣病の発症リスクが高まることが考えられます。

　この問題への基本的な対応策として、国や地方自治体、民間企業の努力によって雇用を創出し、地元住民に日中の活動の場を提供することが挙げられます。また、たとえ無給であっても、各地域や避難所で住民自身によって仕事を作る・増やすことが、上記の身体的・精神的な健康問題を解決する一助となると思われます。

　たとえば、筆者が訪問した避難所の運営は、町の社会福祉協議会の職員が1人で行っていました。その職員は、物資の配給から入居住民の管理までを1人でこなさなければならず、これはたいへんな激務でした。こういった場合、仕事の一部を避難住民にも分担すればよいのではと考えられました。これは、避難所運営

という「仕事」が住民に提供されるだけでなく、社会福祉協議会の職員の負担軽減にもつながります。

また、子どもの夜泣きに関しては、子育てを熟知した主婦たちが交代で子守をすることも1つの方策かもしれません。食事の準備に関しても、平日は地域外から来たシェフが行っていましたが、避難所では「是非自分たちでやりたい」「せめて片付けだけでもやりたい」という主婦の声も聞かれました。住民が持つ高いエネルギーを発散するための仕事の機会を、避難生活や地域での生活のなかで作り出す工夫が必要なのではないかと考えられます。

2. 家族を亡くされた方へのケアの不足

第2の課題は、家族を亡くした方へのケアが十分に行き届いていないということです。家族を失った方が自分から「実は家族を亡くしました」「とても悲しいです」と打ち明けることはまれです。彼らは1日の大半の時間を避難所の自室で過ごし、ふさぎこみがちでした。同じ避難所に暮らす住民からは「隣は母子で住んでいるようだがほとんど外に出てこない。心配だから話を聞いてあげてほしい」という声もありました。確かに、ご主人を亡くした方が、初対面の援助者に苦しみを表出することは難しいのが実状です。あとで保健師ボランティアに相談をすると、ベテラン保健師であってもこのようなナイーブな問題に触れることは非常に難しいとのことでした。

このような1回限りの調査で家族を亡くされた方を見つけ出し、その方の悲しみを軽減するような関わりを持つことの難しさを感じました。しかし、そうしたグリーフケア（悲嘆回復）を怠ると、子育てや、自身の力で生きる事への意欲が低下し、心身の健康にさまざまな悪影響をおよぼす可能性も考えられました。したがって、今回の筆者らのように、1度きりの訪問ではなく、長期的に住民と関わり、信頼関係を築ける専門家の配置が必要と考えられます。

さらに大切なこととして、住民同士のコミュニケーションを促進する仕掛けをし、住民同士で声をかけ合いながら相互に支援できる仕組みを作る事が重要であると考えられました。

3. 長引く避難所生活での不満の蓄積や心理的ストレスの増大

第3の課題は、避難所生活の長期化に伴い、不便が多い避難所生活そのものに

対する不満の蓄積や、住民同士の不信感が増大しトラブルが生じる恐れがあることでした。避難所の運営責任者として考えられるのは、震災前から地域のリーダーであった方、学校長や教頭、避難住民のなかから選出されたリーダー、外部ボランティア、などです。

　しかし、筆者が訪れた避難所では、社会福祉協議会の職員1名がすべてを担っていました。たとえ組織の運営に長けた方でも、すべての役割を1人でこなすことには限界があります。したがって、この避難所においては、住民の代表者による自治体制の確立や、住民同士の話し合いの場の設置が求められると言えるでしょう。住民による自治体制の確立が困難な場合には、目安箱などの設置により、住民の意見を幅広く収集する仕組みづくりが必要だと思われました。

epilogue

おわりに

　大槌町の住民の方がたを対象とした訪問健康調査から、在宅住民・避難所住民には身体的負担だけでなく心理的負担も増大していること、したがって、精神保健学的な観点からの対策も必要であることがわかりました。

　こころの健康問題の解決のために、精神医学、臨床心理学、精神保健学の専門家による援助はもちろん必要です。しかし、こうした専門家による援助以外にも、避難所のマネジメントに長けた人材の配置や、住民が自治を行うための環境整備、雇用の創出などによって、心理的ストレスを軽減できる可能性もあると考えられました。

　今回の訪問健康調査から、住民のストレッサーは、家族の喪失や避難所生活に起因するもののほか、住民間のもめ事・今後の生活の見通しが立たないことによる不安など、多岐にわたることがわかりました。したがって、こころのケアにあたる際は、こころの健康問題だけでなく、被災者の生活環境全般に配慮しながら関わる必要があると考えられます。その際に、こころの健康問題の専門家のみで援助を完結させるのではなく、避難所の運営者などと連携し避難所での生活の様子を踏まえた上で問題の解決を図ることも必要不可欠だと言えます。

　最後に、本調査に参加する機会を提供いただいた鈴木るり子教授、村嶋幸代教授をはじめとした諸先生、そして大槌町でお世話になった保健師の皆様にこころより御礼申し上げます。また、現在も不便な生活を余儀なくされている大槌町の

皆様にこころからお見舞い申し上げます。微力ではありますが、1日も早く被災された皆さまが安心して暮らせるよう、今後も筆者にできるお手伝いをさせていただきたいと考えています。

第 2 章　引用文献

総務省（2005）．平成 17 年国税調査　都道府県・市町村別統計表．http://www.e-stat.go.jp/SG1/estat/List.do?bid=000001037709&cycode=0（2012 年 6 月 25 日アクセス）．

総務省（2010）．平成 22 年国税調査　都道府県・市町村別統計表．http://www.e-stat.go.jp/SG1/estat/List.do?bid=000001037709&cycode=0（2012 年 6 月 25 日アクセス）．

東日本大震災（地震、津波）、被害状況専門サイト（2012）．大槌町：被害状況の過去データ．http://ranasite.net/?p=3467（2012 年 6 月 25 日アクセス）．

第 **3** 章

被災地での睡眠問題とその対応

労働安全衛生総合研究所　高橋正也

POINT① 被災地での睡眠問題への対応のポイント

被災者の場合の睡眠問題への対応ポイント

○できるだけ同じ時刻に起きるようにしましょう。
○昼間は屋外で過ごすようにしましょう。
○仕事を確保するなど、昼間の時間を充実させるようにし、睡眠を改善しましょう。

支援者の場合の睡眠問題への対応ポイント

○安全で健康な支援のために、睡眠を重視しましょう。
○支援の計画には、睡眠時間の確保を含めましょう。

prologue

はじめに

　平成23年3月11日は、わが国にとって、忘れられない日になりました。これは、ほかの国にとってもそうであるかもしれません。当日の夜はそれまでのように、普通に眠れると誰もが信じていました。ところが、安眠とはまったくかけ離れた夜になりました。

　東日本大震災から時間が経つにつれ、現地は回復の方向に進みはじめています。道路、交通機関、周辺環境なども徐々に整えられてきています。とはいえ、多くの難題が残されていて、解決の見通しが立たない点は相当にあります。復興までの厳しい過程を進めるためには、被災地の人びと、そして支援活動に関わる人びとが心身ともに健康でなければなりません。

　健康を保つ三本柱は、

①栄養
②運動
③休養

であると言われています。休養の大切さは明らかですが、その中心となる睡眠は、ともすれば省みられないことがあります。

この章では、災害時の健康支援に向けて、睡眠のもつ役割を理解しながら、被災地における睡眠問題とその対応について考えてみます（POINT ①）。

第1節 健康と安全を守るための睡眠

1. 健康と睡眠

過酷な仕事や、生活習慣の乱れなどの影響によって睡眠の量と質が保たれないと、心臓病、高血圧症、糖尿病などの病気になりやすくなります（Committee on Sleep Medicine and Research et al., 2006）。また、肥満はあらゆる病気の元と言われますが、睡眠が不足すると太りがちにもなります。もし、不眠症や睡眠時無呼吸症候群といった睡眠の病気をお持ちの場合は、上に挙げたような病気症状の出る可能性がさらに高まります。

睡眠は身体の健康だけではなく、精神の健康とも強く関連します。抑うつはその代表例です。終夜睡眠ポリグラフ検査という脳波、眼球運動、筋電図などを同時に記録して、睡眠の量と質を客観的に調べる検査がありますが、この検査結果と、その後の抑うつとの関連を調べた研究によれば、寝付いたと判定されるまでの時間が長いと、抑うつに約2倍なりやすいことがわかりました（図❶）（Szklo-Coxe et al., 2010）。

また、睡眠時間が短くなるにつれて、抑うつは生じやすくなりました。睡眠の質が良くない（＝睡眠効率が低い）場合も、抑うつを生じる可能性は4倍ほど高くなります。

ご承知のように、抑うつは、自殺の主たる危険因子です。上記の研究成果を含め、睡眠の問題は抑うつにつながりやすいことが知られています（Baglioni et al.,

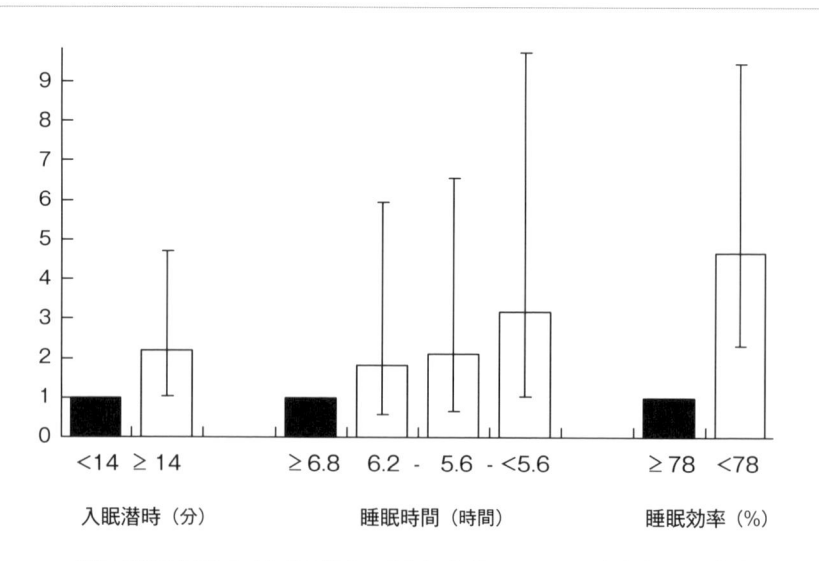

[図]

縦軸は睡眠検査から4年後の抑うつ発症率（相対リスク、RR）を表す。入眠潜時は寝付くまでの時間。睡眠効率（%）＝睡眠時間÷就床時間×100。エラーバーは95%信頼区間。

図❶　睡眠検査の結果とその後の抑うつの生じやすさ
〔Szklo-Coxe, M., Young, T., Peppard, P. E., Finn, L. A., Benca, R. M. (2010). Prospective associations of insomnia markers and symptoms with depression. *American Journal of Epidemiology*, 171, 709-720.〕より

2011）。したがって、もし睡眠を健全に保てれば、精神の健康は維持され、自殺を抑える効果が期待できます。

2. 安全と睡眠

　良い睡眠がとれないと、健康面に加えて、安全面にも影響が生じます。徹夜の経験をお持ちの方はよくおわかりでしょうが、徹夜をすると昼間は眠いですし、注意力が散漫となり、思わぬミスや事故を起こしかねません。最近の研究では、睡眠時間が数時間短縮された状態が続くと、自分で気づかないうちに、作業能力が低下することが証明されています（Banks et al., 2007）。しかも、この慢性的な睡眠不足によって作業能力が低下してしまうと、1週間にわたって8時間の睡眠をとっても、作業能力は完全には回復しません（Belenky et al., 2003；Axelsson et al., 2008）。したがって、安全に生活するには、毎晩毎晩の睡眠をきちんととるほか

図❷ 被災地でみられる睡眠問題

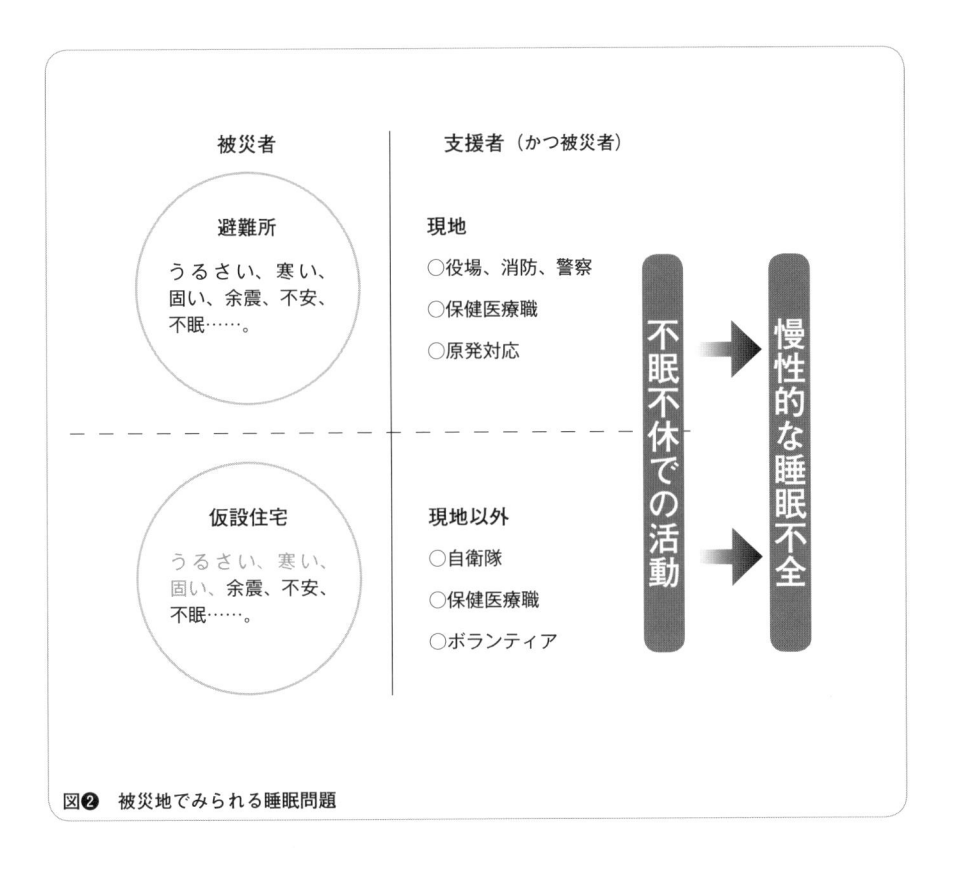

ないと言えます。

第 2 節
被災地で見られる睡眠問題

1. 被災者の場合

A 避難所での睡眠問題

　地震などの災害が起きると、自宅が被害を受けるなどして、体育館など一時的な避難所に移らなければならないことがあります。避難所での生活は昼間でも何かと不便であったり問題があったりするでしょうが、夜間、とくに睡眠に関する問題は、より深刻になります（図❷）。

災害のあとでは寝付きが悪くなったり、途中で目が覚めてしまったりするのは当然の反応です（Lavie, 2001；Varela et al., 2008）。何より、避難所では物音やほかの被災者の声などは筒抜けです。その上、暖房設備が十分ではない、床が固いなど物理的な問題もあります。このような環境で良い睡眠をとるのは至難の業と言えるでしょう。

B　仮設住宅での睡眠問題

　被災後、しばらくすると避難所から仮設住宅での生活がはじまります。仮設住宅では世帯ごとに生活ができますし、避難所にあるような睡眠を乱す要因は少なくなります（図❷）。しかし、そうではあっても、現在、そして将来に対する不安や心配がなくなるわけではありません。このような状態では、やはり安眠することは難しくなります。良い睡眠がとれないと、昼間の生活にも支障が出てしまいます。震災前にすでに発症していた病気が悪化することや、イライラが昂じたり、抑うつになるなど精神的な不調が生じることもあります（Faraut et al., 2012）。

2. 支援者の場合

A　現地の諸機関に所属する人びとの睡眠問題

　東日本大震災では、被災地の役場職員、消防隊員、警察官、医師、看護師などは、震災直後はほとんど不眠不休で対応したのではないでしょうか（図❷）。混乱している地域において復興を進めるために、彼らは奮闘しなければなりません。しかし、忘れてならないのは、彼らが被災者でもあるという事実です。それぞれの職場にいる間は支援者ですが、自宅に戻ったら被災者として、ご自身やご家族を支えることになります。これはかなりきつい作業になるはずです。疲労の回復には十分な睡眠が必要ですが、それが可能ではないこともしばしばあったことでしょう。

　福島第一原子力発電所の事故は、東日本大震災の被害を増悪させてしまいました。事故をどのように収束させるかは、現地だけでなく、わが国全体の大問題になっています。現時点では改善されていますが、事故当初、作業員は体育館で防護服を着たまま眠らざるをえなかったそうです（谷川, 2011）。

B　現地以外の諸機関に所属する人びとの睡眠問題

　現地に赴いた支援者として、自衛隊員は大きな任務を果たしました。食事や飲

料水の提供、がれきの撤去、遺体の捜索と収容など、自衛隊員の任務は肉体的にも精神的にも過酷であったと思われます。こうした状況のあとでは、よく眠れなくなる症状が現れることがあります（Rutkow et al., 2011；Miller et al., 2011）。このような懸念は、ボランティアとして活動する一般の人びとにもあてはまります。

第3節 被災地における睡眠問題への対応

1. 被災者への対応

　なんらかの睡眠問題を震災の前からお持ちの場合は、それまでの対応や治療を続けるのが基本になります。ただし、多くの方は今回の震災を機に睡眠が乱れるようになったのではないでしょうか。

　すでに述べたように、一時的に生じた不眠は、時間が経つと回復します。重要なのは、それを慢性化させないことです。これは精神的な不調全般に言えることですが、いったん悪くなってしまうと対応が難しくなり、治りにくくなります。

　そこで、予防という視点が大切になります。良い睡眠をとるには、いくつかの条件が必要です（高橋, 2006）。

　なかでも、毎朝ほぼ同じ時刻に起きることが重要です。高齢者では概して、良質な睡眠をとりにくくなります。しかし、起床時刻がほぼ同じであると、睡眠の質は高まります（Monk et al., 2011）。

　このことは、朝あびる太陽の光と体内時計との関係から説明できます。私たちの体内時計は何時ごろに何をすればよいかを決めています（Golombek & Rosenstein, 2010）。健康で充実した一日を過ごすには、体内時計が正しく動かなければなりません。そのためには、適切な時間帯に明るい光に当たる必要があります。と言うのも、この時計の針は、24時間より少し長くかかって一回りするからです（Czeisler et al., 1999）。

　このため、何もしなければ、起きる（寝る）時刻は毎日少しずつ遅くなります。しかし、現実にはそうならないのは、朝、明るい光に当たることによって、時計の針が少し戻される（リセットされる）からです。

　睡眠を改善するもう1つの条件は、昼間の時間を屋外で活発に過ごすことです。認知症のある高齢者を対象に、次のような介入を行った研究があります

(McCurry et al., 2011)。

①散歩する（1日30分間）。
②明るい光に当たる（人工照明を用いて1日60分間）。
③散歩する＋明るい光に当たる。
④介入なし（対照）。

　この研究の結果、睡眠の途中で目が覚める時間は、対照群では変化がなかったのに対して、ほかの群はいずれも短くなりました（図❸）。
　屋外での活動とは、いわゆる外出でもよいのですが、地域の復興に関わる活動に従事することでもいいでしょう。また、その活動が収入を得られるものであれば、さらに有意義であることでしょう。実際、キャッシュ・フォー・ワーク・ジャパンのように、被災者自らが復興活動に参加し、収入を得ながら生活を再建するという取り組みがすでにはじまっています（永松, 2011）。

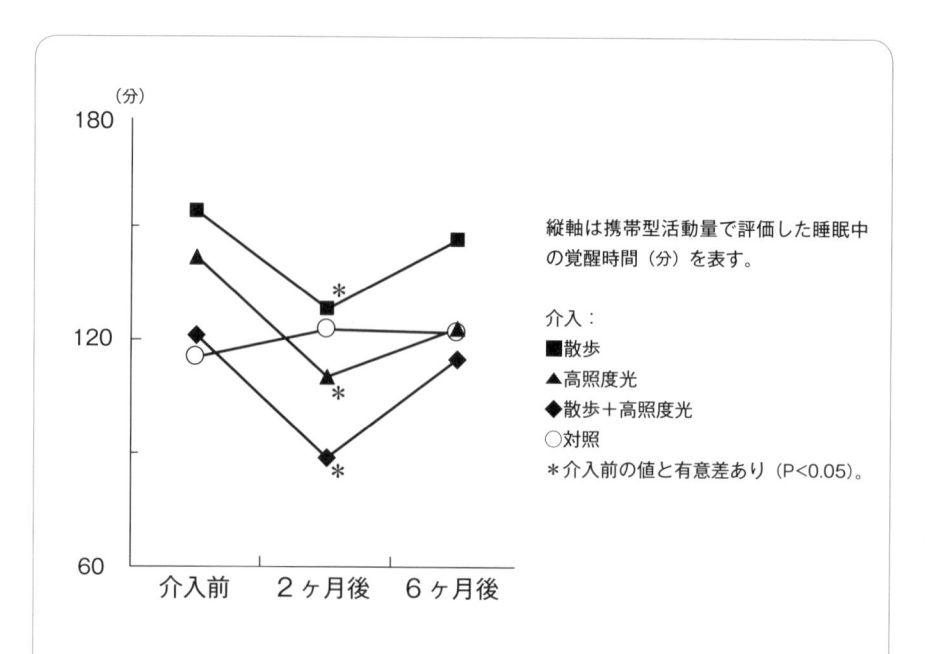

図❸　認知症高齢者における昼間の活動内容と睡眠中の覚醒時間
〔McCurry, S. M., Pike, K. C., Vitiello, M. V., Logsdon, R. G., Larson, E. B., Teri, L. (2011). Increasing walking and bright light exposure to improve sleep in community-dwelling persons with Alzheimer's disease: results of a randomized, controlled trial. *Journal of the American Geriatrics Society*, 59, 1393-1402.〕より

仕事は不眠やストレスの元になることもありますが、基本的には人生を豊かにするものです。わが国は悲しいことに、10年以上にわたって自殺者が3万人を超え、高止まりをしています。そのうち、無職者の占める割合は、全体では約6割であり、男性では約5割、女性では約8割に達します（内閣府, 2011）。健康維持、そしてよい睡眠をとることに関して、仕事の持つ役割の大きさは、こういった面からも強調できます。

2. 支援者の対応

現地での支援活動は、今後も長期におよぶことでしょう。その間に健康を保ち続けるには、良い睡眠が必要になります。自治体職員の健康管理の目標の1つとして、睡眠の確保が設定されるべきでしょう。医師、看護師のような保健医療職の従事者は、目の前の患者の健康には十分に注意しますが、自身の健康については二の次にしがちです。しかし、自らが健康でないとよいケアはできません。被災地では、保健医療職従事者がそもそも足りないという問題はありますが、健康を直接に支えるこれら専門家が健康で活躍するために、彼らの睡眠に配慮することが求められます。

また、原発での作業は特別な注意を要するため、適正な睡眠が不可欠です。原発作業員の睡眠を改善するのは、結局、事故収束作業の高効率化を促すとも考えられます。

東日本大震災と同じような災害は、近い将来起こるであろうと予測されています。そうなると、自衛隊員やボランティアによる支援活動が再び行われることになるでしょう。その来るべき時には、今回の教訓を活かした睡眠問題に対する事前の準備、そして事後のケアの体制を整えておくことが望まれます。

被災者、支援者にかかわらず、睡眠を改善するためには、関係者相互の支援が重要な意味を持ちます。図❹に示したように、社会的支援の度合いが増えるにつれて、睡眠中の覚醒時間は少なくなることがわかっています（Troxel et al., 2010）。また、上司からの支援が多いと、その後に不眠を訴える割合が少なくなる可能性も示されています（Jansson et al., 2006）。

このような心理社会的な環境整備は、睡眠医学的な対応とともに注目されてよいでしょう。

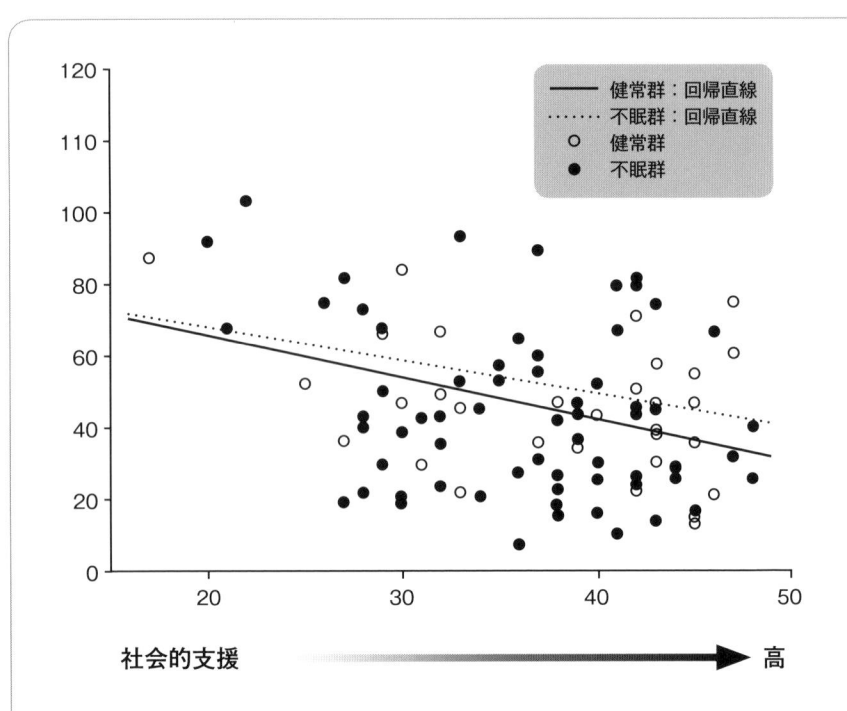

縦軸は携帯型活動量で評価した睡眠中の覚醒時間（分）を表す。年齢、性別、婚姻、抑うつ、持病の数による影響を調整済み。

図❹　社会的支援の増加に伴う睡眠中の覚醒時間の減少
〔Troxel, W. M., Buysse, D. J., Monk, T. H., Begley, A., Hall, M. (2010). Does social support differentially affect sleep in older adults with versus without insomnia? *Journal of Psychosomatic Research*, 69, 459-466.〕より

epilogue

おわりに

　被災地の復興には、道路や周辺環境などハード面のインフラとともに、健康といういわばソフト面のインフラを整えなければなりません。健康を保つには良い睡眠がなくてはなりません。そのためには、これまで述べたように、睡眠医学的、心理社会的、そして仕事や雇用という社会経済的な観点からの適時の対応が重要になります。これらの対応をよく見ると、昼間に関わっていることがわかり

ます。睡眠の問題となると、寝室の条件や寝る前の行動など、とかく夜間に目がいきがちです。しかし、睡眠を満足させるには、昼間をいかに充実させるかが課題であると言えます。

　今回の震災によって、どのくらいの人びとが、どれほど睡眠を奪われたか想像がつきません。これからはぐっすり眠り、気力と体力をつけて、復興の過程を1歩でも前に進められることを希望します。

第3章 引用文献

Axelsson, J., Kecklund. G., Akerstedt, T., Donofrio, P., Lekander, M., Ingre, M. (2008). Sleepiness and performance in response to repeated sleep restriction and subsequent recovery during semi-laboratory conditions. *Chronobiology International*, 25, 297-308.

Baglioni, C., Battagliese. G., Feige. B., Spiegelhalder, K., Nissen, C., Voderholzer, U., Lombardo, C., Riemann, D. (2011). Insomnia as a predictor of depression: a meta-analytic evaluation of longitudinal epidemiological studies. *Journal of Affective Disorders*, 135, 10-19.

Banks, S., Dinges, D. F. (2007). Behavioral and physiological consequences of sleep restriction. *Journal of Clinical Sleep Medicine*, 3, 519-528.

Belenky, G., Wesensten, N. J., Thorne, D. R., Thomas, M. L., Sing, H. C., Redmond, D. P., Russo, M. B., Balkin, T. J. (2003). Patterns of performance degradation and restoration during sleep restriction and subsequent recovery: a sleep dose-response study. *Journal of sleep Research*, 12, 1-12.

Committee on Sleep Medicine and Research, Institute of Medicine of the National Academy of Sciences (2006). *Sleep disorders and sleep deprivation: An unmet public health problem.* Colten, H. R., Altevogt, B. M. (Eds.), National Academies Press: Washington, D.C.

Czeisler, C. A., Duffy, J. F., Shanahan, T. L., Brown, E. N., Mitchell, J. F., Rimmer, D. W., Ronda, J. M., Silva, E. J., Allan, J. S., Emens, J. S., Dijk, D. J., Kronauer, R. E. (1999). Stability, precision, and near-24-hour period of the human circadian pacemaker. *Science*, 284, 2177-2181.

Faraut, B., Boudjeltia, K. Z., Vanhamme, L., Kerkhofs, M. (2012). Immune, inflammatory and cardiovascular consequences of sleep restriction and recovery. *Sleep Medicine Reviews*, 16, 137-149.

Golombek, D. A., Rosenstein, R. E. (2010). Physiology of circadian entrainment. *Physiological Reviews*, 90, 1063-1102.

Jansson, M., Linton, S. J. (2006). Psychosocial work stressors in the development and maintenance of insomnia: a prospective study. *Journal of Occupational Health Psychology*, 11, 241-248.

Lavie, P. (2001). Sleep disturbances in the wake of traumatic events. *The New England Journal of Medicine*, 345, 1825-1832.

McCurry, S. M., Pike, K. C., Vitiello, M. V., Logsdon, R. G., Larson, E. B., Teri, L. (2011). Increasing walking and bright light exposure to improve sleep in community-dwelling persons with Alzheimer's disease: results of a randomized, controlled trial. *Journal of the American Geriatrics Society*, 59, 1393-1402.

Miller, N. L., Shattuck, L. G., Matsangas, P. (2011). Sleep and fatigue issues in continuous operations: a survey of U.S. Army officers. *Behavioral Sleep Medicine*, 9, 53-65.

Monk, T. H., Buysse, D. J., Billy, B. D., Fletcher, M. E., Kennedy, K. S., Schlarb, J. E., Beach, S. R. (2011). Circadian type and bed-timing regularity in 654 retired seniors: correlations with subjective sleep measures. *Sleep*, 34, 235-239.

永松伸吾（2011）．キャッシュ・フォー・ワーク　震災復興の新しいしくみ．岩波書店：東京．

内閣府（2011）．平成23年版自殺対策白書: 第1章自殺の現状 -7 職業別の自殺の状況．http://www8.cao.go.jp/jisatsutaisaku/whitepaper/w-2011/html/honpen/part1/s1_1_07.html（2012年1月16日アクセス）．

Rutkow, L., Gable, L., Links, J. M. (2011). Protecting the mental health of first responders: legal and ethical considerations. *The Journal of Law, Medicine & Ethics*, 39 Suppl 1, 56-59.

Szklo-Coxe, M., Young, T., Peppard, P. E., Finn, L. A., Benca, R. M. (2010). Prospective associations of insomnia markers and symptoms with depression. *American Journal of Epidemiology*, 171, 709-720.

高橋正也（2006）．睡眠衛生とは何か？．睡眠医学を学ぶ人のために－専門医の伝える実践睡眠医学．立花直子（Ed.），Pp.48-55，永井書店：東京．

谷川武 (2011). ＜ INTERVIEW ＞第 2 回 原発復旧作業員の健康管理「睡眠環境・慢性疲労状態の改善が急務」：谷川武氏. 日本医事新報, 4543, Pp.14-17.

Troxel, W. M., Buysse, D. J., Monk, T. H., Begley, A., Hall, M. (2010). Does social support differentially affect sleep in older adults with versus without insomnia? *Journal of Psycosomatic Research,* 69, 459-466.

Varela, E., Koustouki, V., Davos, C. H., Eleni, K. (2008). Psychological consequences among adults following the 1999 earthquake in Athens, Greece. *Disasters,* 32, 280-291.

第4章

被災地の健康運動支援

東北福祉大学社会貢献センター予防福祉健康増進推進室　齋藤昌宏

prologue

はじめに

　平成 23 年の東日本大震災では、地震と津波、原発事故などの被害により、避難生活を余儀なくされた人びとが多数いました。震災 1 週間後の避難者数は 38 万人以上、避難所の数は、震災 2 ヶ月後には最大数となり、2,400 ヶ所を超えました（内閣府, 2011）。震災から 1 年が経過しても、仮設住宅の入居者数は全国で 34 万人以上、宮城・福島・岩手の東北 3 県だけでも 26 万人を超えています。「見なし仮設住宅」や他県へ自主避難している人びとを合わせると、さらに多くの人が避難生活を送っています。

　大災害が発生すると、生活環境は一変し、平時とは大きく異なってしまいます。今回の震災では、避難所などの避難先で体を動かす機会が少なくなったり、周りに気を使って動けなくなるなど、日常の生活活動が減少し、劣悪な環境で過ごさざるを得ませんでした。

　また、仮設住宅に移っても、外出の機会が減ったり、周囲との交流が減少している人が多数います。そういったことの例の 1 つとして、震災の翌年 2012 年 1 月の地元新聞には、宮城県南三陸町の高齢者の 2 割が、長時間体を動かさないことで日常生活が困難になる「生活不活発病」の疑いがある、という同町と国立長寿医療研究センターの共同調査結果（河北新報, 2012）が掲載されました。

　避難先で体を動かさなくなると、こころや体の機能が低下し、廃用症候群、いわゆる生活不活発病や、筋肉減少症、エコノミークラス症候群による深部静脈血栓症に伴う肺梗塞などを起こしやすくなります。

　被災した各地では、多くの運動の専門家やボランティアが、それらの予防のための活動にあたり、健康運動支援を行っています。

　この章では、生活不活発病や、その予防の取り組みなど健康運動支援の在り方について、筆者が住んでいる宮城県の事例を通して考えていきます。

第1節　生活不活発病

1. 生活不活発病とは

　生活不活発病とは、動かないこと（生活の不活発化）が続くことによって、生活全般における心身の機能低下を引き起こし、動けなくなることを言い、前述の南三陸町の例のように、災害直後だけでなく、中・長期にわたり進行していきます。生活不活発病は、日常生活が困難になる、外出の機会や歩く距離が減少するなど、さまざまな要因で引き起こされます。元気そうに見える人、自立しているように見える人でも、環境の変化により、生活機能の低下が起こります。

　微少重力空間に滞在する宇宙飛行士は、地上に戻った直後は重力に耐えられず、立ったり歩いたりすることができません。これは筋力・バランス力などの低下が主な理由ですが、たとえば下腿三頭筋（ふくらはぎ）の筋萎縮は、宇宙空間にいることで、1日1%低下することがわかっています。また、寝たきりの高齢者の場合、同じ部位で1日0.5%ずつ低下すると言われています。宇宙空間と比べると、半分の低下となりますが、1ヶ月寝たきりの状態では、約15%の低下となります。災害などで寝たきり、もしくはそれに近い状態が続くと、かなりの速度で筋萎縮が進行することがうかがえます（ちなみに一般の高齢者の筋萎縮は、同じ部位で年間2%程度低下します）（宇宙航空研究開発機構, 2011）。元気そうに見える人でも、1週間動かないでいるだけで、急に歩けなくなる、動きたくなくなるなどの変化が現れてきます。身体活動量が著しく減少すると、体の機能だけでなく、こころや頭の働きも低下するので注意が必要です。

2. 生活不活発病の予防

　介護予防では、早期発見・早期対応が重要視されていますが、災害時も同様に、生活不活発病を早期に発見して、リスクが高い人からいかに対応できるかが「鍵」となります。早期発見のために、たとえば「生活不活発病チェックリスト」（厚生労働省, 2011）などを用いて、災害前と災害後の生活を比較して、低下がないかを確認します（図❶）。このリストのなかで、もし1つでも低下が見られる

生活不活発病チェックリスト

下の①〜⑦の項目について、災害前（左側）と現在（右側）のあてはまる状態に印をつけてください。

災害前 ／ **現在**

①屋外を歩くこと
- ☐ 遠くへも1人で歩いていた
- ☐ 近くなら1人で歩いていた
- ☐ 誰かと一緒なら歩いていた
- ☐ ほとんど外は歩いていなかった
- ☐ 外は歩けなかった

- ☐ 遠くへも1人で歩いている
- ☐ 近くなら1人で歩いている
- ☐ 誰かと一緒なら歩いている
- ☐ ほとんど外は歩いていない
- ☐ 外は歩けない

②自宅内を歩くこと
- ☐ 何もつかまらずに歩いていた
- ☐ 壁や家具を伝わって歩いていた
- ☐ 誰かと一緒なら歩いていた
- ☐ 這うなどして動いていた
- ☐ 自力では動き回れなかった

- ☐ 何もつかまらずに歩いている
- ☐ 壁や家具を伝わって歩いている
- ☐ 誰かと一緒なら歩いている
- ☐ 這うなどして動いている
- ☐ 自力では動き回れない

③身の回りの行為（入浴、洗面、トイレ、食事など）
- ☐ 外出時や旅行の時にも不自由はなかった
- ☐ 自宅内では不自由はなかった
- ☐ 不自由があるがなんとかしていた
- ☐ 時々人の手を借りていた
- ☐ ほとんど助けてもらっていた

- ☐ 外出時や旅行の時にも不自由はない
- ☐ 自宅内では不自由はない
- ☐ 不自由があるがなんとかしている
- ☐ 時々人の手を借りている
- ☐ ほとんど助けてもらっている

④車いすの使用
- ☐ 使用していなかった
- ☐ 時々使用していた
- ☐ いつも使用していた

- ☐ 使用していない
- ☐ 時々使用
- ☐ いつも使用

⑤外出の回数
- ☐ ほぼ毎日
- ☐ 週3回以上
- ☐ 週1回以上
- ☐ 月1回以上
- ☐ ほとんど外出していなかった

- ☐ ほぼ毎日
- ☐ 週3回以上
- ☐ 週1回以上
- ☐ 月1回以上
- ☐ ほとんど外出していない

⑥日中どのくらい体を動かしていますか
- ☐ 外でもよく動いていた
- ☐ 家の中ではよく動いていた
- ☐ 座っていることが多かった
- ☐ 時々横になっていた
- ☐ ほとんど横になっていた

- ☐ 外でもよく動いている
- ☐ 家の中ではよく動いている
- ☐ 座っていることが多い
- ☐ 時々横になっている
- ☐ ほとんど横になっている

⑦家事（炊事、洗濯、掃除、ゴミ捨て、庭仕事など）
- ☐ ほぼ全部していた
- ☐ 一部していた
- ☐ 時々していた
- ☐ ほとんどしていなかった
- ☐ 全くしていなかった

- ☐ ほぼ全部している
- ☐ 一部している
- ☐ 時々している
- ☐ ほとんどしていない
- ☐ 全くしていない

＊このチェックリストで、赤色の☐（一番よい状態ではない）がある時は注意してください。
＊特に災害前（左側）と比べて、現在（右側）が1段階でも低下している場合は、早く手を打ちましょう。

氏名　　　　　　　　　　（男・女）　　　年　　月

図❶　「生活不活発病チェックリスト」
〔厚生労働省（2011）．生活不活発病チェックリスト．http://www.mhlw.go.jp/stf/houdou/2r98520000016tyb-img/2r98520000016w0j.pdf（2012年1月14日アクセス）．〕より

項目があれば、生活不活発病を疑う必要があります。また、その確認と同時に、生活不活発病の情報提供や、その場でできる簡単な運動の紹介など、わかりやすいイラスト入りのリーフレットを用いて啓発することも大切です（図❷）（東北福祉大学地域減災センター，2010）。

　災害時、とくに今回のような震災における避難所では、体を動かすことが必要だと頭では理解していても、被災のショックがあまりにも大きく、運動する気持ちになれない、周囲の目が気になり自分だけ運動することが困難である、という状況が少なくありません。また、避難所から仮設住宅に移ると、一度形成されたコミュニティが崩れることで、意欲が低下したり、家のなかに引きこもりがちになったりもします。

　生活不活発病予防の運動や体を動かす機会を設ける際は、周囲の被災者に配慮して行うことが必要です。ケースによっては、避難している人の感情を逆なでしてしまうこともあるため、居住スペースではなく、屋外や空きスペース、集会スペースなどを活用し、運動に興味のある人、体を動かしても良いと感じている人を誘い出して行うなど、さらなる配慮が求められます。また、日常生活の妨げにならない範囲で、必ず移動しないと用事が足せないような配置、環境づくりや、なんらかの役割を作る工夫、たとえば集会スペースなどで軽作業を行なってもらうなどの工夫も考えられます。

　中・長期的に生活不活発病を予防するためには、日常生活を震災前の状況に近づけることや、定期的な運動が大切です。介護予防で行われているような、転倒予防、歩行能力の維持など、運動器の機能向上を目的としたストレッチングや筋肉を使う運動の他、ウォーキング、手軽にできる運動、スポーツ、レクリエーションなどにより、心身の機能向上やストレス解消の効果が期待できます。（写真❶、❷）。なお、本章では運動の詳細についての説明は割愛させていただきま

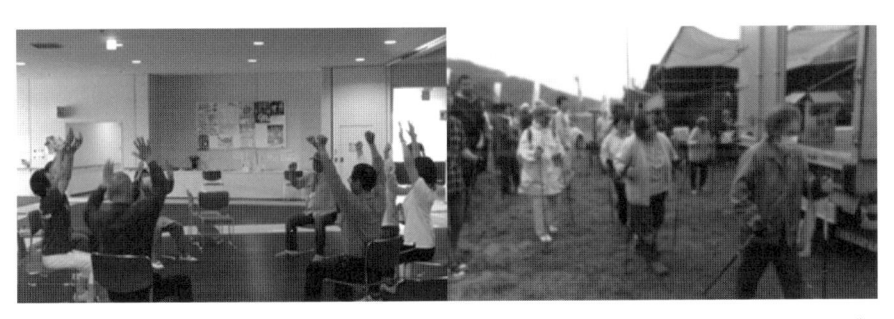

写真❶　避難所集会スペースでの運動　　写真❷　屋外でのノルディックウォーキング

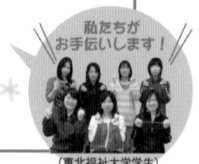

図❷　エコノミークラス症候群予防体操のリーフレット

〔東北福祉大学地域減災センター（2010）．エコノミークラス症候群予防体操．http://www.tfu.ac.jp/gensai/image/economi-taisou.pdf（2012年5月14日アクセス）．〕より

第4章　被災地の健康運動支援

さんあい体操
エコノミークラス症候群予防体操

地域みんなで防災・減災！

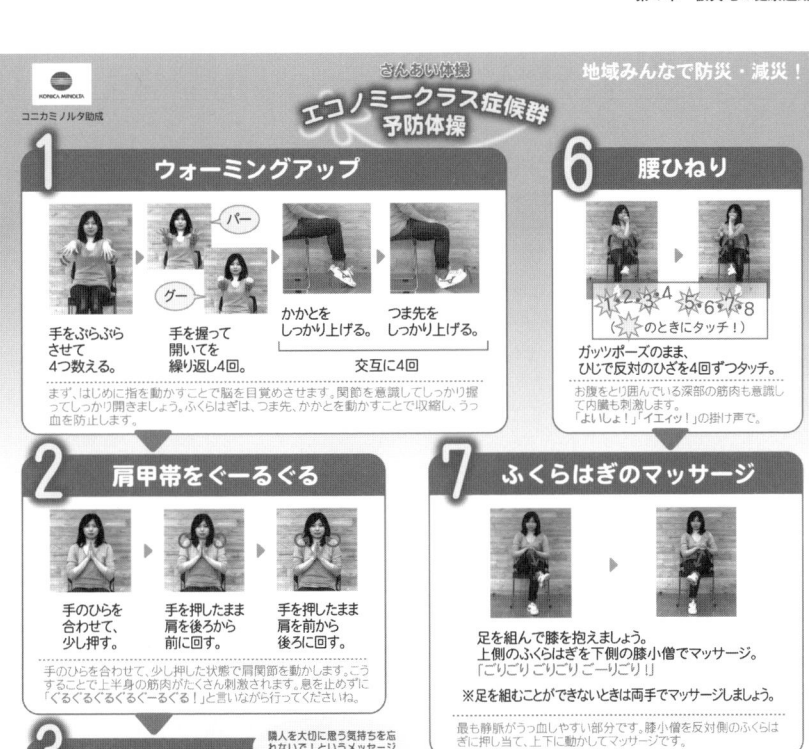

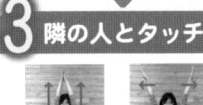

1 ウォーミングアップ

パー / グー

手をぶらぶらさせて4つ数える。

手を握って開いてを繰り返し4回。

かかとをしっかり上げる。

つま先をしっかり上げる。

交互に4回

まず、はじめに指を動かすことで脳を目覚めさせます。関節を意識してしっかり握ってしっかり開きましょう。ふくらはぎは、つま先、かかとを動かすことで収縮し、うっ血を防止します。

2 肩甲帯をぐーるぐる

手のひらを合わせて、少し押す。

手を押したまま肩を後ろから前に回す。

手を押したまま肩を前から後ろに回す。

手のひらを合わせ、少し押した状態で肩関節を動かします。こうすることで上半身の筋肉がたくさん刺激されます。息を止めずに「ぐるぐるぐるぐるぐーるぐる！」と言いながら行ってくださいね。

3 隣の人とタッチ！

隣人を大切に想う気持ちを忘れないで！というメッセージが込められています。

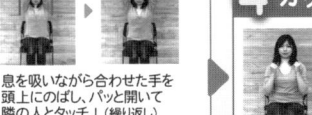

息を吸いながら合わせた手を頭上にのばし、パッと開いて隣の人とタッチ！（繰り返し）

ゆっくりと呼吸をしながら背筋を伸ばしましょう。最後はお隣さんと交流のタッチです。

4 ガッツポーズ

「元気！」のかけ声とともに、上げた手をぐっとおろしてガッツポーズ。

しっかり力を入れて、自分の元気チェック！

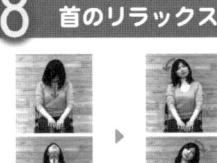

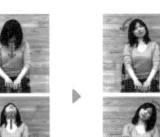

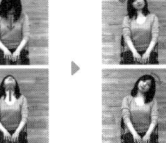

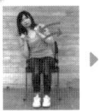

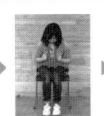

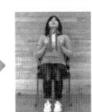

5 上体のばし

ガッツポーズのまま、体を左右前後に倒します。
「1・2・3・4」で倒し、「5・6・7・8」で戻しましょう。

左右に倒したときの最後は、反対側のお尻が浮くくらいに倒して身体の中心を刺激。バランス能力もチェックしましょう。

6 腰ひねり

2　4　6　8
（ のときにタッチ！）

ガッツポーズのまま、ひじで反対のひざを4回ずつタッチ。

お腹をとり囲んでいる深部の筋肉も意識して内臓も刺激します。
「よいしょ！」「イエイッ！」の掛け声で。

7 ふくらはぎのマッサージ

足を組んで膝を抱えましょう。
上側のふくらはぎを下側の膝小僧でマッサージ。
「ごりごり ごりごり ごーりごり！」

※足を組むことができないときは両手でマッサージしましょう。

最も静脈がうっ血しやすい部分です。膝小僧を反対側のふくらはぎに押し当て、上下に動かしてマッサージです。

8 首のリラックス

首を前後左右にゆっくり倒します。

重たい頭を支えている首は、いつも疲れています。ゆっくりと肩や背中の筋肉を伸ばすつもりで、ストレッチしてください。

おまけ

最後に深呼吸。これでおわり。

鼻から吸って、胸を大きく膨らませて、吐くときは口から長くゆっくりと吐いてみましょう。心が落ち着いたら、終了です。

す。詳しくは介護予防の運動の各専門書をご参照ください。

3. 個に応じた対応

　なんらかの支援により、少しずつ日常の身体活動量が増加したり、定期的に運動をする人が増えると良いのですが、災害時は、個々によって被災によるショック、身体状況、生活環境など、さまざまな因子が異なります。健康運動支援の場合も、集団で行うことと併せて、丁寧に個別対応することが重要なポイントです。被災者に寄り添い、気持ちを受け止めながら個別に生活全般を把握すること、そして生活不活発病に陥ってしまう因子を見つけ出し、生活不活発病予防の具体的な取り組みを、被災者とともに考える必要があります。また、個別に対応する際は、1人では解決できない問題や悩みなどの相談に対応できるよう、運動の専門家だけでなく、医療、福祉などの専門家と情報共有しながら、被災者のニーズにあった対応ができる体制づくりが求められます。

　生活不活発病の予防には、リスクが高い人を早期発見し、運動を含めた日常の身体活動量の向上と、避難所や仮設住宅、住んでいる地域において、なんらかの役割をもち、さまざまな活動に参加するなど、災害前の生活活動にできるだけ近づけて、こころや体の機能が低下する「悪循環」を断ち切ることが大切です。
　一方、復興に向けた取り組みは長期化することが予想されたため、精一杯支援活動を続けてきた支援者が、心身ともに疲労困憊している状況にあることも課題となってきています。今後は、被災者、支援者それぞれのこころのケアも併せて、支援活動を進めていくことが望まれます。

第2節
東日本大震災後の宮城県内の健康運動支援のネットワークづくり

1. 震災直後の健康運動支援の状況

　今回の震災では、甚大な被害と余震が頻発したことから、不安で動けない人が多数いました。避難所では居住スペースが限られており、起居もままならず、通路の確保も困難な状況でした。また、電源の喪失や廃棄物の処理ができず、水の

供給も不十分であったため、たとえばトイレは、寒い、暗い、汚いなどの理由から、思うように利用できずにいる人、貴重品の管理で居住スペースを離れられないため、震災前より日常の身体活動量が著しく減少してしまう人が多く見られました。

被災した各地では、生活不活発病やエコノミークラス症候群予防のために、地元や全国から、運動の専門家やボランティアが健康運動支援にあたりました。なかには、震災の数日後、いち早く被災地に駆けつけ、避難所へ向かうバスのなかで、簡単な運動を行ったという事例などもありました。

震災当初から、自治体を中心とした避難所の状況把握が行われていましたが、あまりにも避難所の数が多く、また情報も不足しており、健康運動支援が継続的に行われている避難所と、支援がほとんど行われていない避難所との格差が生じ、必ずしもニーズに合った健康運動支援ができているとは言えない状況にありました。

情報がないまま、同じ避難所に次々と複数の団体が訪れ、同じような内容の聴き取りが行われる度に、被災者が疲れてしまうことを耳にすることもありました。そのほかにも、善意の支援のはずが、事前の調整が困難であったため、避難所の取りまとめ役や自治体職員と支援者の間で意見のすれ違いが生じたケースや、被災者の心情を逆なでしてしまうケースがあったのではないかという不安もありました。さらに、刻々と変化する被災地の状況に支援者がついていけない場面も見られ、これらの情報を共有できるシステムが求められていました。

2. 被災地健康運動支援情報ネットワーク仙台みやぎの発足

そこで、医師・健康運動指導士・体育指導員・理学療法士・作業療法士・栄養士・保健師など、さまざまなメンバーが、

①どこで運動支援が必要とされているのか。
②どのような技量・知識を持った人が必要なのか。
③手に負えない問題を抱えている人たちに遭遇したときにだれに相談したらよいか。
④どのような状態の方にどのような運動が必要か、またそれはなぜか。

などの情報を共有できることがたいへん重要だと考え、より効果的に被災地の健康運動支援ができるように、

① 避難所における運動に関するニーズ。
② 関係各団体の支援者が提供できる内容。
③ 運動に関する知識や情報。

を集約し、時々刻々と変化していくこれらの情報を、できるだけ遅滞なく支援者に伝える情報ネットワークを構築し、県や市の健康推進部門と連携しながら震災からの復興を支援したいという思いで、平成23年3月31日、東北大学・永富良一教授を代表とする「被災地健康運動支援情報ネットワーク仙台みやぎ（以下、「UNDA」と表す）」が発足しました。

「UNDA」は、「Undo (Physical activity & exercise) Network Disaster Area」のそれぞれの頭文字をとって名付けられました。「運動 (undo)」は、英語で「元に戻す」、ラテン語では「波」を意味し、笑顔あふれる運動で津波に負けない復興への大きな波になることへの願いがこめられています。また、「UNDA」には、宮城の方言で「んだ」（「そうだ」という肯定の意）もあります。

POINT①

UNDAの5つの主な役割

①避難所支援を実施している関係諸団体のメンバーの間で被災地の各避難所の運動支援に関する情報の共有化をはかること（当面は仙台市および宮城県内の避難所とする）。
②ニーズに応じた運動支援に関わる人材の紹介。
③行政や医療への橋わたし（情報伝達）。
④不活動に伴う障害と運動効果に関する知識の共有。
⑤共有情報および啓発知識のメディアへの発信。

第 4 章　被災地の健康運動支援

3. UNDA の役割と活動

「UNDA」は、POINT ①に挙げている 5 つの項目を主な役割として活動がはじまりました。

被災地の健康運動支援は、「UNDA」の設立趣意に賛同した 19 の団体がそれぞれあたり、「UNDA」の場で、情報共有が行われました。発足後 3 か月間は、2 週間に 1 度の割合で、発起人や支援団体の代表などが集まり、各支援団体の活動報告、活動上の問題点、課題などを話し合い、併せてふだんはメーリングリストによる情報公開を行い、情報共有を図りました。

さらに、ホームページ（以下、HP と表す）を立ち上げ、会議の内容や各支援団体の活動について掲載し、Web 上でも関係諸団体のメンバー間の情報共有や、情報発信が行われています。

また HP 上には、宮城県内の健康運動支援活動の情報共有の一環として、活動支援状況マップ（図❸）を作成・更新しています（UNDA, 2011）。マップは、支援活動の有無により色分けされ、支援活動が行われている地域、そうでない地域が一目でわかります。また、該当する市町村をクリックすると、どの団体が、い

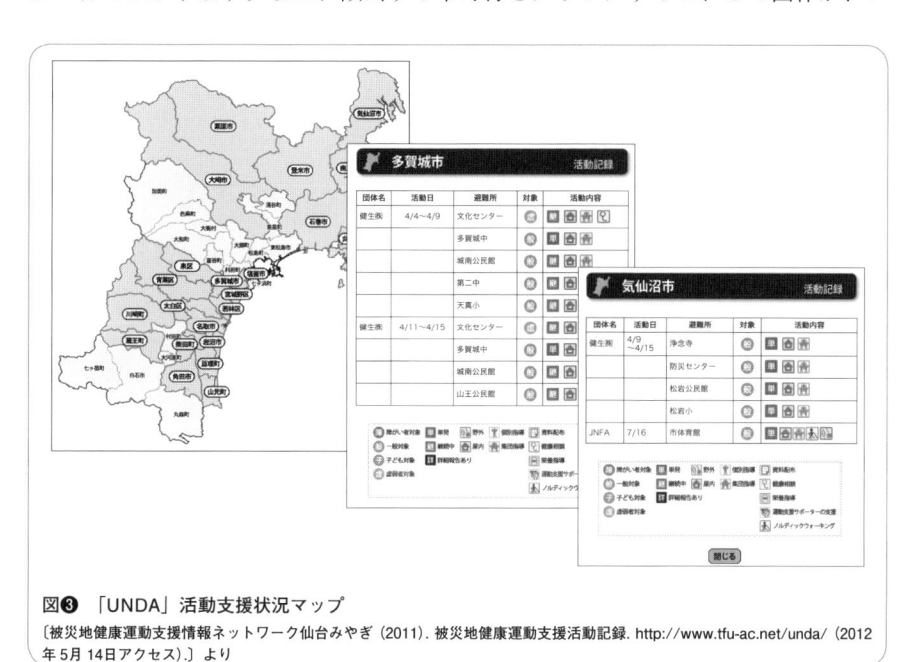

図❸　「UNDA」活動支援状況マップ
〔被災地健康運動支援情報ネットワーク仙台みやぎ（2011）．被災地健康運動支援活動記録．http://www.tfu-ac.net/unda/（2012 年 5 月 14 日アクセス）．〕より

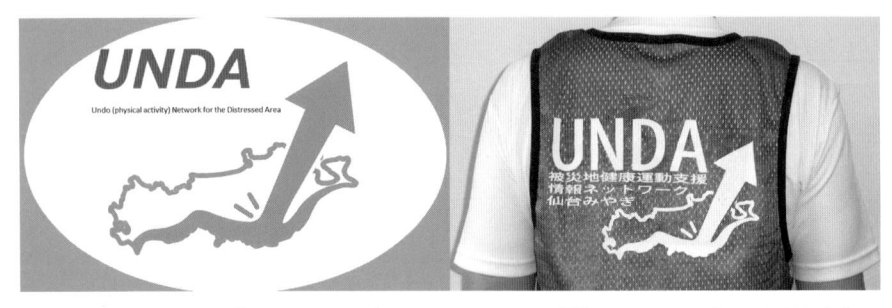

写真❸　UNDAのロゴマーク　　写真❹　UNDAのロゴマーク入りビブス

つ、どのような活動をしているかなど、一覧表が表示されわかるようになっています。このように活動を可視化することにより、被災地の健康運動支援の情報共有と、その活動が一部の地域に偏らず、効率よく展開されるために活用されています。

　その他、「UNDA」のロゴを作成（写真❸）し、活動の際にメンバーであることが一目でわかるようなビブス（写真❹）を作成し、「UNDA」の認知度を高め、活動が円滑に行えるような工夫をしました。

　震災から4ヶ月後には、宮城県内各所から「UNDA」各グループ代表者とその関係者が集まり、不活動に伴う生活不活発病に関する学習会と各支援団体の活動報告会が開催されました。直接顔の見える情報交換により、会場各所で近況報告や、情報交換が盛んに行われていました。被災後はじめて代表者以外の「UNDA」メンバーが顔を合わせ、各団体の支援について触れることで、今後の被災地支援の新たな機運が感じられた機会となりました。

第3節
宮城県内の「生活不活発病」の予防と実際の対応
——支援団体 UNDA の活動事例

　本節では、被災地の健康運動支援に当たっている UNDA の支援団体の1つで、仙台市内で精力的に活動してきた財団法人仙台市健康福祉事業団（以下、事業団と表す）の取り組みの一部分を紹介します。事業団は、市民1人ひとりがこころ豊かで健康に共生できる、「豊齢化社会」の実現推進母体として、各種講座・運動教室などの開催、シニアの社会参加拡大を目的とした人材養成事業、高齢者な

どの介護に関する研修事業、生活習慣病予防や高齢者の介護予防、障害者の健康づくり事業など、さまざまな事業を展開している、仙台市の外部団体です。

　震災直後から、健康増進部門の運動指導員、保健師、看護師、管理栄養士が避難所を巡回し、生活指導や生活不活発病予防の運動指導などにあたりました。また、「UNDA」事務局の運営を担い、情報発信の拠点となっています。

1. 屋外での運動教室の開催

　震災の影響により、仙台市内では長期にわたって市民センターなど公共施設が使用できず、日常行われていた活動の場の確保が困難になっていました。

　そこで、震災から 3 ヶ月が過ぎ、余震活動が少しずつ収束しつつあったころ、「シニア元気あっぷ青空運動教室」（写真❺）が開催されました（6〜7 月は毎週、9 月以降は月 1 回程度）。

　この教室は、健康づくりの場の提供や身体活動低下の予防、健康づくりの啓発を目的として、比較的集まりやすい市内中心部の公園で行われました。市民の間にも、以前のような活動をはじめたいというニーズがあり、高齢者を中心に初回は 180 名以上が集まりました。この運動教室で参加者は、仲間との再会に喜び、また、久しぶりに体を動かせる喜びもあり、一時の安らぎを感じてくれたようでした。

2. 仮設住宅での運動指導

　避難所から徐々に仮設住宅へ被災者が移るに伴い、仮設住宅での運動教室が開催されるようになりました。仮設住宅に移ったことによって、避難所でのコミュニティが崩れ、家のなかにこもってしまうケースが想定されることから、それぞれの仮設住宅の特性に合わせながら、気軽に参加できるお試し教室を開催し、運動の内容、雰囲気を味わってもらうことからはじめられました。現在（執筆時の 2012 年 3 月時点）は、週 1 回のペースで運動教室（写真❻）が開催されており、最終的には合計 10 回程度が開催される予定です。また、お試し教室の参加者にも、他の入居者に声をかけてもらうようにしています。この教室の参加者のほとんどが高齢者であり、震災前から身体活動量が低下している人が多く、まさしく介護予防の二次予防の対象者に近い状態の方がたです。そのため、ストレッチングや筋肉を使った運動など、介護予防に効果がある運動がメニューには多く含ま

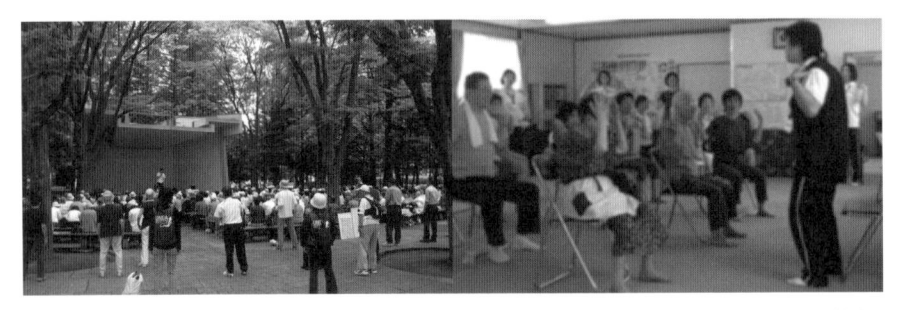

写真❺ 「シニア元気あっぷ青空運動教室」　　　　写真❻ 仮設住宅での運動教室

れています。もちろん、楽しさがないと運動は継続できないので、その要素も考慮されています。

　また、教室期間終了後も運動が継続できるよう、教室期間中に自主グループ化への働きかけが行われています。事業団では、震災前から、高齢者の健康づくり・介護予防の自主サークルを市内に100ヶ所以上形成しており、その実績、経験を活かし、自主化が図られています。自主化したあとも、事業団や、事業団が育成した運動のボランティア、区の保健福祉センター、地域包括支援センター、社会福祉協議会などが協力し、定期的に健康運動支援が行われています。

第4節　被災地の健康運動支援のために必要なネットワーク

　被害の状況にもよりますが、震災当初から宮城県内で健康運動支援が比較的早く行われた地域とそうでない地域を比べると、健康運動支援が早く行われた地域では、以前から地域と支援団体とのつながりがあったり、自治体や地域の機関と支援団体が連携して、健康づくりや介護予防の運動に関する事業を展開していた、といった要素があることがうかがえます。「UNDA」の支援団体のほとんどは、震災前から地域に根付いていた活動基盤を活かしています。これらの団体は、現在も被災地の健康運動支援にあたっており、活動の輪は広がっています。

　また、震災後に効率よく被災地の健康運動支援が行われた背景の1つに、「UNDA」の存在があります。より効果的に被災地の健康運動支援ができるように、被災者の運動に関するニーズや、関係各団体の支援者が提供できる内容、運動に関する知識や情報を集約し、支援団体や支援者が孤立することなく、刻々と

変わる状況にも対応しながら活動が続けられました。「UNDA」は、情報を共有しながら、「個」の活動を「面」の活動へとつなぎ合わせていく非常に意義深いものであったと思われます。

　「UNDA」は震災後に発足しましたが、震災前から、宮城県沖地震が発生する確率が非常に高くなっていたことから、県内の一部の健康づくり・介護予防の専門家の間では、横のつながりを持てるような、ネットワーク機能の必要性が話題となっていました。また、災害に備えて、自分の身を守れるような体力、筋力を備えておくための啓発が必要であることも話されていました。いま思えば、平時から各諸団体の活動基盤があり、また、有事に備えて横のつながりを持つことへの意識が高かったことから、震災後早い段階で、地域資源を活かした情報ネットワークが形成されたのだと思われます。

　有事には、新たな組織づくり、ネットワークづくりはすぐには困難かもしれません。各地域で平時から、有事に対応できるシステムの必要性について考え、今ある資源を活かしながら、どのようなネットワーク機能が必要かを検討し備えることが、有事の支援を円滑に行う上で非常に大切となってきます。さらに、各地で形成されたシステム間の情報共有、連携が進むことで、仮に有事の際に拠点のうちの1つの機能が失われた場合でも、バックアップできる体制構築が可能となり得ます。

　また、自治体、もしくは平時から自治体と連携している組織や団体が、有事の健康運動支援について長期的な視点を持って、包括的にコーディネートし、リーダーシップを発揮できる体制づくりが必要です。前述の事業団では、被災者の支援に加えて、震災前から取り組まれていた高齢者運動教室や地域健康教室自主グループなどの活動について、震災がおよぼす影響を調査・分析し、そこから得られた情報を共有するとともに、当事者の意見交換の場を設け、今後も主体的な運動継続ができるような働きかけや支援について検討されています。前節で挙げた事業団では、さらに、地域の介護予防への活用や、再び起こり得る大災害に備えようとしています。

epilogue

おわりに

　震災から1年が経った現在、「UNDA」のような健康運動に関する情報ネット

ワークや支援団体は、他の分野との情報交換の場が持たれるようになってきました。健康運動支援は、生活不活発病の予防だけでなく、コミュニケーション作りやコミュニティ形成にも効果があるのではと期待がもたれています。今後も他の団体との交流によって、課題や思いの共有化を図り、「復興の輪」がさらに広がっていくことが期待されます。

第 4 章　引用文献

内閣府（2011）. 避難所生活者の推移. 東日本大震災、阪神・淡路大震災及び中越地震の比較について. http://www.cao.go.jp/shien/1-hisaisha/pdf/5-hikaku.pdf（2012 年 5 月 10 日アクセス）.

河北新報（2012）. 南三陸町高齢者の 2 割　生活不活発病か　震災後に歩行困難. http://www.kahoku.co.jp/news/2012/01/20120104t11004.htm（2012 年 1 月 7 日アクセス）.〔※編集部注：本データへのアクセスには河北新報社のニュースサービス「コルネット（Kolnet）」への登録（無料）が必要となります。登録方法についてはコルネット内の登録ページ（http://jyoho.kahoku.co.jp/kolmem/top.htm）をご参照ください〕

宇宙航空研究開発機構（2011）. 宇宙飛行士と高齢者の健康増進. http://iss.jaxa.jp/med/kenko-zoshin/kenko-zoshin.pdf（2011 年 12 月 15 日アクセス）.

厚生労働省（2011）. 生活不活発病チェックリスト. http://www.mhlw.go.jp/stf/houdou/2r98520000016tyb-img/2r98520000016w0j.pdf（2012 年 1 月 14 日アクセス）.

東北福祉大学地域減災センター（2010）. エコノミークラス症候群予防体操. http://www.tfu.ac.jp/gensai/image/economi-taisou.pdf（2012 年 5 月 14 日アクセス）.

被災地健康運動支援情報ネットワーク仙台みやぎ（2011）. 被災地健康運動支援活動記録. http://www.tfu-ac.net/unda/（2012 年 5 月 14 日アクセス）.

第5章

こころの健康支援──行動科学の観点から

東京大学大学院医学系研究科　島津明人

prologue
はじめに

　本章では、こころの健康支援について、行動科学の観点から考えていきます。通常、こころの健康支援では、被災者個人を視野に入れた言及が多いのが現状ですが、本章では、地域やコミュニティーも視野に入れながら、短期および中・長期的な支援について言及します。

　第1節では、災害時の心理的支援における5つの原則を紹介したあと、災害時のストレスの考え方と支援のポイントを提示します。

　第2節では、中・長期的支援に向けた3つの提案（社会的つながりの回復と強化、個人・集合体の自信の回復と向上、ポジティブ感情の創出）を行います（POINT①）。

　最後に第3節では、支援で配慮すべき点（心理的負債感への配慮、既存の問題への配慮）について言及し、この章のまとめとします。

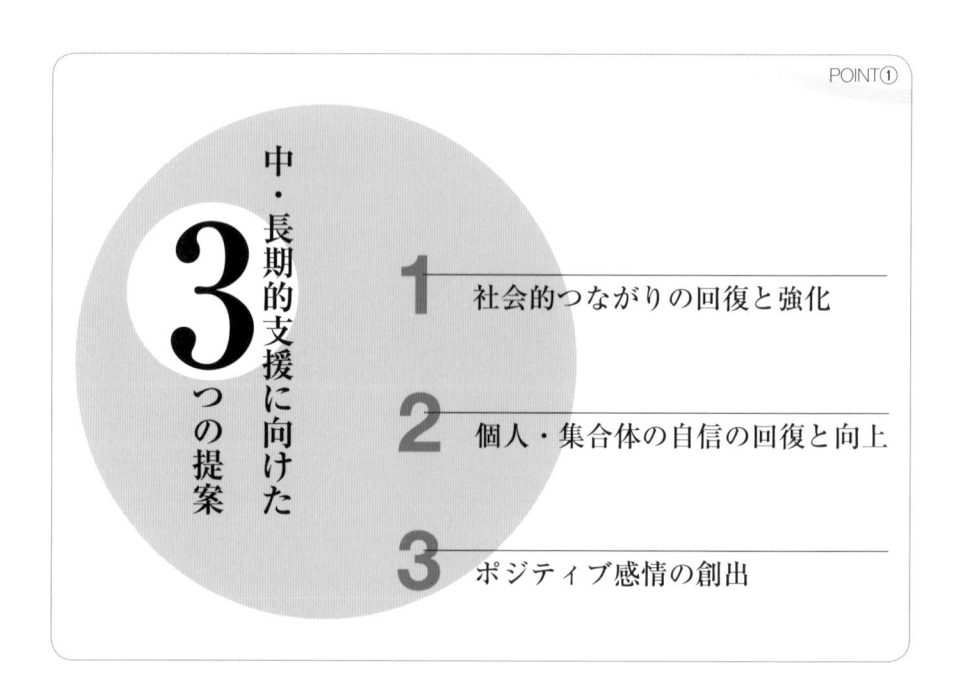

POINT①

中・長期的支援に向けた3つの提案

1　社会的つながりの回復と強化

2　個人・集合体の自信の回復と向上

3　ポジティブ感情の創出

第1節 行動科学からみた災害時のこころの健康支援の考え方

1. 災害時の心理的支援における5つの原則

ホブフォルら（Hobfoll et al., 2007）は、災害時の心理的支援に関して、科学的根拠にもとづく専門家のコンセンサスが得られた5つの原則、すなわち、

① 安全感・安心感を促すこと
② 落ち着かせること
③ 個人や集合体の自信を促すこと
④ つながりを持つこと
⑤ 希望を持つこと

をリストアップしました。

これらの原則は、被災者個人の支援だけでなく家族や地域などのコミュニティーの支援にも適用できること、災害発生直後の対応から数ヶ月にわたる中期的な対応にも適用できること、の2点が特徴です。これらの原則は、さまざまな災害（天災、人災）の支援に適応できるように作成されており、現場の状況に合わせて適宜、アレンジできる点が特徴です。

2. 災害時のストレスと支援のポイント

私たちは、日常場面でさまざまなストレスを経験しますが、その原因はストレッサーと呼ばれています。地震や津波を含む大きな災害を体験した場合にもストレッサーを経験しますが、そのストレッサーは大きく分けて三層構造に分類できます（図❶）。すなわち、

① 地震や津波の災害自体の体験
② その体験に伴うさまざまな心理的・社会的資源の喪失
③ 喪失に伴う日常生活のさまざまな困難

の3つの層です。

　このようなストレッサーを体験すると、やがて心理面、身体面、行動面にさまざまなストレス反応が現れます。一般に、ストレッサーの強度が強いほど、より強いストレス反応が現れますが、ストレッサーとストレス反応との関連の強さには、個人差があります。その個人差要因の1つが、その個人のもつ内的（心理的）資源および外的（社会的）資源です。たとえば、ふだんから自分自身の生活を上手にコントロールできるという自信（自己効力感：Bandura, 1997）の高い人や、多くの社会的支援（House, 1981）を受けている人など、内的・外的資源を豊富に有する人では、たとえストレッサーの強度が大きくても、その悪影響は緩和されやすくなります。図❶によると、こころの健康支援を行うためのポイントには、

①ストレッサーの低減
②内的（心理的）資源の回復と強化
③外的（社会的）資源の回復と強化

の3点があることが分かります。

　なお、ストレス反応で留意しなければいけないのは、その症状の重篤度と期間です。外傷的な出来事に暴露され、その出来事によって引き起こされたストレス反応が重篤であり、かつ、その症状の持続期間が1ヶ月未満であれば急性ストレス障害（ASD：Acute Stress Disorder）と判断されますが、症状の持続期間が1ヶ月を超える場合には、外傷後ストレス障害（PTSD：Posttraumatic stress disorder）と判断され（American Psychiatric Association, 2000）、精神医学的対応の必要性が高くなります。このような精神医学的対応が必要なケースは次章「こころのケアの中・長期的支援――精神医療から精神保健へ」に譲ることとし、本章では、精神医学的対応が必要な水準までには至らないケースについて言及することにします。

第2節

中長期的支援に向けた**3**つの提案

　第2節では、図❶で示したこころの健康支援におけるポイントをもとに、中・長期的支援に向けた3つの提案（POINT①：社会的つながりの回復と強化、個人・

集合体の自信の回復と向上、ポジティブ感情の創出）を行い、その内容について具体的に述べていきます。

1. 社会的つながりの回復と強化

　私たちは、ふだんから人や組織との間にさまざまなつながりを持っています。このようなつながりは、社会的支援（ソーシャルサポート：House, 1981）を受ける機会を提供し、心身の健康を良好に保つ働きを持っています。しかし、大きな災害を体験すると、それまでの人や組織とのつながりが欠如することが多く、孤独感の体験や心身の不調に至りやすくなります（Hobfoll et al., 2007）。そのため、災害時には、できるだけ早期に人や組織とのつながりを再構築し、被害からの回復を図ることが重要になります。

A 社会的支援と健康

　社会的支援は、その内容から、物質的・道具的支援（支援物資や仮設住宅などの提供、経済的援助など）、情報的支援（保険や公的助成金などに関する情報など）、情緒的支援（感情の共有、なぐさめなど）に分類することができます（House, 1981）。一般に、多くの社会的支援を受けるほど精神的健康状態は良好に維持されると考えられていますが、社会的支援を良好に機能させるには、いくつか考慮すべき点があります。

　その1つが、支援内容のマッチングです。つまり、支援の受け手のニーズと支援する側（送り手）の支援内容とが一致する場合には、提供された支援が良好に機能しますが、両者の間に不一致があると、その支援が機能しないばかりか、受け手の負担や迷惑になってしまうのです。

　図❷は、社会的支援のマッチングとストレス反応との関連を示したものです。受け手のニーズに合った支援が提供されればされるほどストレス反応の程度は低下し、心身の健康度が良好になるのに対して、受け手のニーズに合わない支援が提供されればされるほどストレス反応は上昇し、心身の健康度が悪化することが分かります。そのため、支援を行う際には、受け手のニーズを確認し、ニーズに合った支援を提供することが重要になります。

　では、阪神・淡路大震災や三宅島噴火災害の後に、被災者はどのような支援や情報を必要としていたのでしょうか。田中（2011）によると、

stressor

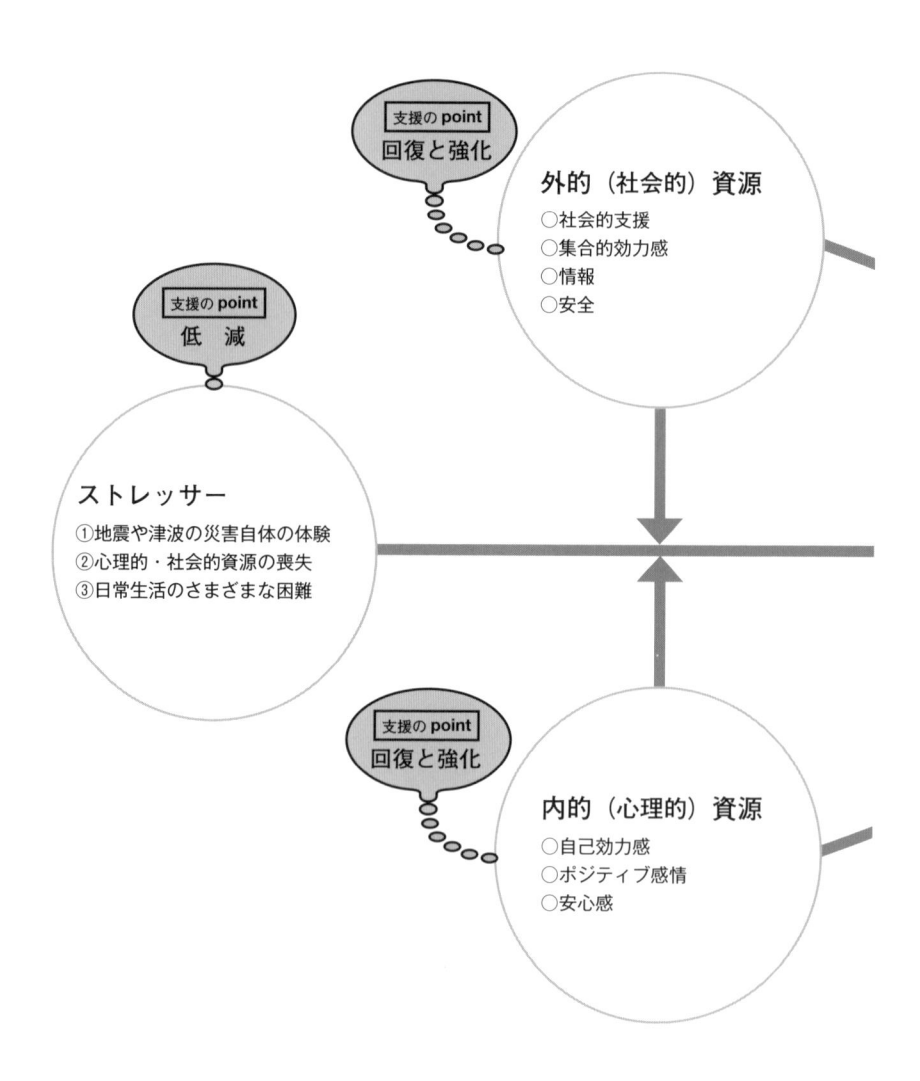

外的（社会的）資源
○社会的支援
○集合的効力感
○情報
○安全

支援のpoint
回復と強化

支援のpoint
低減

ストレッサー
①地震や津波の災害自体の体験
②心理的・社会的資源の喪失
③日常生活のさまざまな困難

支援のpoint
回復と強化

内的（心理的）資源
○自己効力感
○ポジティブ感情
○安心感

図❶　災害時のストレスと支援のポイント

第5章 こころの健康支援

stress reaction

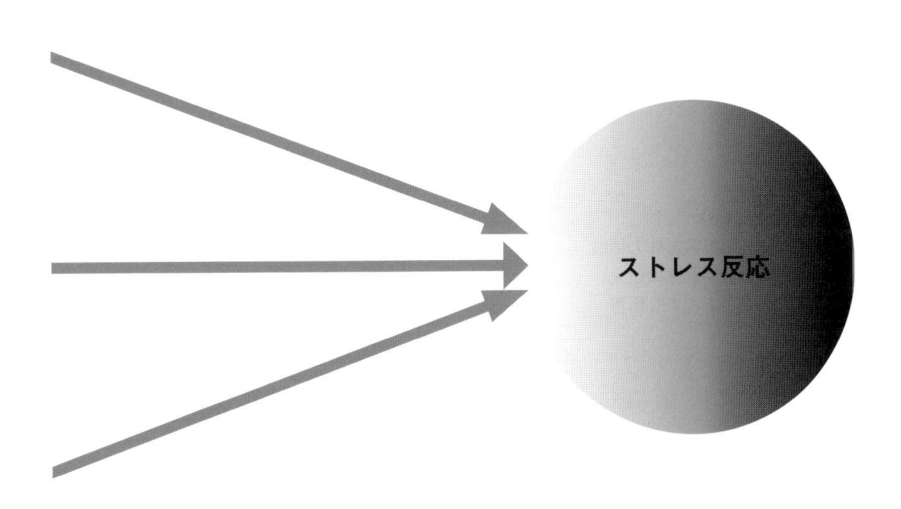

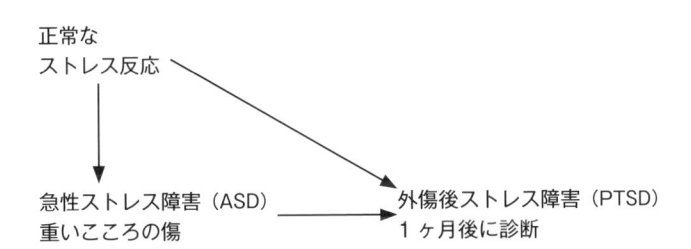

ストレス反応

正常な
ストレス反応

急性ストレス障害（ASD） → 外傷後ストレス障害（PTSD）
重いこころの傷　　　　　　1ヶ月後に診断

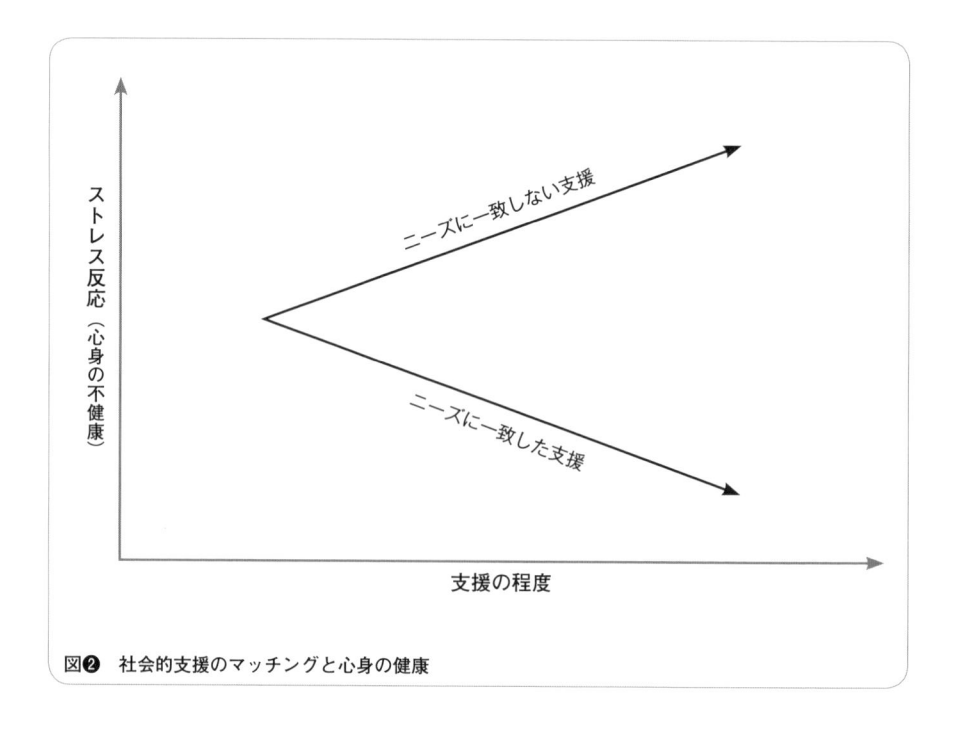

図❷　社会的支援のマッチングと心身の健康

（縦軸：ストレス反応（心身の不健康）、横軸：支援の程度、上向き矢印：ニーズに一致しない支援、下向き矢印：ニーズに一致した支援）

①時間的展望（いつ故郷に帰れるのか）
②被災地の情報（故郷は今どうなってるのか）
③他の避難者の情報（他の被災者の様子）
④避難先での情報（医療、生活、仕事、教育などの情報）
⑤行政の情報（国の方針・被災地の自治体の動き・避難先の自治体の動き）

など、さまざまな情報を必要としていたことが分かります。また、受け手のニーズは、時期によって刻々と変化することから（西道, 1998）、変化するニーズに合わせて適切な支援内容を迅速に提供することが重要と言えます。東日本大震災では、全国社会福祉協議会をはじめとする諸機関が支援内容をコーディネートしていますが、今後、コーディネートを行う機関相互の連携をより密接に行うことが重要になると考えられます。

B　社会的つながりの促進

では、社会的つながりを再構築し促進するには、どのような工夫が必要でしょうか。

本書が出版されるころ（2012年9月）には、被災地での仮設住宅はほぼすべて完成しているころと思われます。1995年の阪神・淡路大震災では、仮設住宅での、とくに高齢者の孤独死が問題となりましたが（内閣府, 2000）、東日本大震災では仮設住宅での孤独死を防ぐために、いくつかの工夫がなされています。その1つに、仮設住宅での集会所の設置があります。しかし、集会所の設置だけでは住民間のコミュニティーの形成にはつながらず、さらなる工夫が必要なことが指摘されています（河北新報, 2011）。

　たとえば、宮城県石巻市向陽町では、仮設住宅に被災者が入居後1ヶ月経っても、町内会や防災組織などの自治体制が整わず、集会所の利用率も低い状態が続きました。そこで石巻市は、健康相談会を兼ねた茶話会を開き、保健師らが血圧測定などで健康チェックをしながら、日ごろの困りごとなどを入居者同士で話し合い、相互のつながりの構築を促す試みを行いました（河北新報, 2011）。つまり、コミュニティーの形成には、集会所の設置だけでなく、集会所をどのように活用するかが重要と言えます。

　また、阪神・淡路大震災の教訓からは、顔を合わせる機会を多く作ること（必ずあいさつを交わす、朝みんなでラジオ体操をする、新聞を共同購読するなど）、外に出てみたいという環境をつくること（移動食料品販売、移動図書館、健康相談、バリアフリー対策、花や野菜を植えるなど）が、孤独死や仮設住宅での引きこもりを防ぐ工夫として指摘されています（仙台市市民活動サポートセンター, 2011）。その他、2000年に雄山の大噴火による全島避難を経験した東京都三宅村では、

①広報誌「みやけ」の発行・郵送
②情報連絡員の配置（島民会と村との橋わたし役）
③住民説明会の開催（島の復旧状況や火山ガスの見通しなどを説明）
④ミニ懇談会の開催（職員が避難先を巡回して島の様子を撮影したビデオなどを見せ相談を受ける）

などの取り組みを行い、島外で離散して暮らす島民間のネットワークを維持する工夫を行いました（地方公務員安全衛生推進協会, 2011）。

　このような取り組みは、東日本大震災によって欠如した社会的つながりを回復・再構築する際の参考になると思われます。

2. 個人・集合体の自信の回復と向上

　こころの健康の中・長期的支援に向けた第 2 の提案は、個人・集合体の自信の回復と向上です。

　東日本大震災のような大きな災害に直面した場合、人は著しいコントロール感の喪失を経験します。このようなコントロール感の喪失は、さまざまな生活場面に一般化し、「自分は頑張ってもダメなのだ」という無力感につながりやすくなります（Hobfoll, 2007）。そのため、「やればできる」という自信を、個人だけでなく、組織・地域・コミュニティー全体がいかに回復するかが、復興を促進する上で重要になります。

A　自己効力感と集合的効力感

　阪神・淡路大震災での避難所のリーダーを対象とした調査によると（清水, 1998）、避難所内で生じた問題で最も多かったのが「トラブルの発生」ですが、ついで多かったのが「避難所から自立できない避難者が多い」ことでした。避難所は、仮設住宅が設置されるまでの一時的な避難場所であるため閉鎖時期が決まっていますが、避難者のなかには、仮設住宅に移ることをためらい、避難所に留まることを希望する者が多かったとのことです。「頑張ってもダメなのではないか」というコントロール感の喪失から、このような状態に至ったのかもしれません。

　自己効力感や集合的効力感（Bandura, 1997）の回復には、その個人や集合体の持つ資源や強みに注目することが必要です。機関間常設委員会（Inter-Agency Standing Committee: IASC）が作成したガイドライン（機関間常設委員会, 2007）によると、災害・紛争時のこころの健康支援では、被災者の弱点——脆弱性、苦しみ、病理——にのみ注目するのではなく、こころの健康や心理社会的ウェルビーイング（良好な状態にあること）を下支えする強みや資源に注目した支援が重要なことが指摘されています。つまり、被災者を一方的に弱者としてみなすのではなく、彼らやコミュニティーが持つ強みや心理的・社会的資源に注目し、それらを活用しながら、支援のあり方を一緒に考え、実行していく態度が重要と言えます。

第5章 こころの健康支援

自己効力感と集合的効力感の回復を促す3つの方法　POINT②

1　被災者自身による主体的な目標設定を促す
復興計画を作成・実行する際には、行政などが外部から目標設定をするのではなく、被災者自らが目標設定することで、主体的な行動を生じやすくする。

2　内的・外的資源の把握
コミュニティーや個人が持つ内的・外的資源（それぞれが持つ強み、心理的資源、社会的資源）を把握し、その程度に応じた支援のあり方を検討する。

3　予測可能性の向上
具体的な情報（いつ何が起こるのか、いつまでに何をする必要があるかなど）を提供することにより、住民が行動を起こしたあとの結果を自身で予想しやすくする。

B　自己効力感と集合的効力感の回復

　自己効力感と集合的効力感の回復を促す方法として、次の3つ（POINT②）が考えられます。

　第1は、復興計画を作成・実施する際、被災者自身による主体的な目標設定を促すことです。東日本大震災の場合、避難所や仮設住宅の閉鎖時期などは行政が設定することが多く、住民はその計画にしたがって行動しなければなりません。この場合、住民の行動目標は自ら設定されたものではなく、外部から設定されたものになるため、コントロール感は低下し、主体的な行動は生じにくくなります。そのため、復興計画を作成・実行する際には、

①それぞれのコミュニティーが主体的に目標を設定し
②それらの目標を住民相互が共有し
③共有目標を具体的な下位目標に分割して
④役割分担を行いながら主体的に行動する

ということを側面から支援することが重要になります。

　第2の方法は、コミュニティーや個人が持つ内的・外的資源を把握することです。どんなに過酷な状況に置かれても、それぞれのコミュニティーや個人は、強みや心理・社会的資源を保持しています。そのため、支援する側は、一方的に支援を提供するのではなく、コミュニティーや個人が、どのような資源をどの程度持っているのかを把握し、その資源の内容や程度に応じて支援のあり方を考えることが重要です。

　第3の方法は、予測可能性の向上です。心理学の古典的な実験では、行動とその結果との随伴性が低い場合、つまり、ある行動を起こしたあとに、どのような結果につながるかの見通しが低い場合には、精神的健康状態が悪化することが分かっています（Abbott, Schoen & Badia, 1984）。これは、予測可能性が低いと、その状況に効果的に対処することが難しくなる（対処可能性が低下する）ためです。そのため、今後、いつ何が起こるのか、いつまでに何をする必要があるかなどの情報を具体的に提供し、住民の予測可能性と対処可能性を高めるような支援が、自己効力感と集合的効力感の回復において重要になります。

3. ポジティブ感情の創出

　こころの健康の中・長期的支援に向けた第3の提案は、日常生活のなかでポジティブな感情（喜び、楽しみ、希望など）を創り出すことです。ストレスフルな出来事の体験中や体験後にポジティブ感情を経験することなどあり得ないと、多くの人は思うかもしれません。しかし、実際にはどんなにストレスフルな出来事を体験していても、私たちはその体験のなかで、一縷の望みを見出すということがありますし、その経験が、むしろストレスフルな出来事に対処する上での原動力になるのです（Folkman & Moskowitz, 2000）。

> ① ストレス反応の打ち消し（Undo：アンドゥー）効果
>   Fredrickson, 2003
> ② 「拡張－形成理論」の効果
>   Fredrickson & Joiner, 2002
> ③ ストレス対処の資源としての効果
>   Greenglass, 2002
>
> **3つの効果** ポジティブ感情の
>
> POINT③

A　ポジティブ感情の3つの効果

ポジティブ感情に関しては、次の3つの効果（POINT③）があることが分かっています。

第1は、ストレス反応の打ち消し（Undo：アンドゥー）効果（Fredrickson, 2003）です。これは、怒りや悲しみ、抑うつなどのネガティブな感情を経験しても、その後にポジティブな感情を経験することで、ネガティブな感情やそれに伴う生理的覚醒を低減させてくれるという効果です。

第2は、拡張－形成理論（Fredrickson & Joiner, 2002）と呼ばれるもので、ポジティブな感情を経験することで思考・行動のレパートリーが増え、そのことがポジティブ感情を経験する可能性を高め、最終的には人間的な成長につながるという効果です。

第3は、希望のようにポジティブな感情を維持することで、ストレスフルな体験への対処努力を長期間維持することができるという、ストレス対処の資源（Greenglass, 2002）としての効果です。

B　ポジティブ感情の創出

ストレスフルな体験をした際、ポジティブ感情を生み出すための方法として、次の3つが考えられます（POINT④）。

1つは問題焦点型のストレス対処を行うことです。心理的ストレスモデル

POINT④

3つのポジティブ感情の創出方法

① 問題焦点型のストレス対処を行う
Lazarus & Folkman, 1984

② 肯定的な出来事を作り出す
Folkman & Moskowitz, 2000

③ 肯定的な出来事に注目する

（Lazarus & Folkman, 1984）によれば、ストレス対処にはさまざまな種類のものがあり、大きくは、直面している問題解決に努力を向ける「問題焦点型」対処と、直面している問題によって生起したネガティブな情動の調整に努力を向ける「情動焦点型」対処とに分類できます。大地震のように対処不可能と認識しやすい状況下では情動焦点型対処が行われやすいのですが、あえて問題焦点型対処を行うことで、自己効力感の回復を促し、ポジティブ感情を生み出すことができます。

その際、直面している問題をできるだけ細分化することが重要です。細分化しないまま大きな問題に対処しようとすると、問題の解決につながらないことが多く、かえって無力感・絶望感を引き起こしてしまうからです。被災後の復興という大きな課題を達成するためには、多くのエネルギーを必要とします。だからこそ、復興に至るまでの計画を細分化・具体化し、1つずつ解決しながら成功体験を積み重ね、自己効力感の回復を通じてポジティブ感情を生み出すことが必要なのです。

第2の方法として、肯定的な出来事を作り出すことが挙げられます（Folkman & Moskowitz, 2000）。たとえば、プロスポーツ選手や有名人などが被災地を訪問して行うイベントは、住民に非日常的な時間を作り出し、日常の慢性的なストレス状況から一時的・心理的に離れることで休息の機会を提供します。また、「東北六魂祭」などのお祭りは、住民相互の一体感を高め、復興に向けての活力を生み出すことにつながります。

第3の方法は、肯定的な出来事に注目することです。ストレスフルな状況に直面すると、視野が狭くなり、破局的な考え（「すべての生活はおしまいだ」といった考え）に陥りがちになります（Hobfoll et al., 1997）。

　このように行動への意欲を失い、引きこもりがちな生活となった結果、「自分はやはりダメな人間だ」といった自責的な考えにつながり、破局的な考えはますます強化されます。そのため、このような悪循環を断ち切るには、できたこと、うまくいっていること、良かったことに注目することが重要です。

　東日本大震災では、避難所で生活している小中学生が「ファイト新聞」を発行していることが報道されましたが（毎日新聞, 2011）、この新聞に掲載する記事の条件は「明るい内容であること」というものでした。同新聞には、たとえば、「パキスタンの人がおいしいカレーをごちそうしてくれた」「おやつにドーナツが出たので最後まで味わって食べた」など、炊き出しへの感謝や、仮設風呂設置への喜びなどが掲載されていました。

　このように、ストレスフルな避難所生活を経験しながらも肯定的な出来事に注目する工夫は、ポジティブ感情を生み出し、行動への意欲を高めるための好事例と言えるでしょう。

第3節
支援における留意点

　第3節では、災害時のこころの健康支援において受け手への配慮が必要な2つの点を紹介し、より効果的な支援を行うための提言を行います。

1. 心理的負債感への配慮

　第1の留意点は、心理的負債感、言わば心理的な借金です（谷口, 2006）。

　これは、援助される側が一方的に援助を受け続けることで、恥ずかしさ、申し訳なさ、罪悪感、負い目を感じることを言います。心理的負債状態に置かれると自尊心が低下し、ストレス反応（心身の不健康）が上昇するほか、必要な援助要請が抑制されてしまうため、周囲からの支援活動が滞ることになります。

　したがって、支援に際しては、住民が周囲から受けるサポート量と住民自身が周囲に提供するサポート量とのバランスを考慮し、住民とその周囲とが互恵状態

に置かれるように留意する必要があります。そのためには、住民1人ひとりをもっぱらサービスの受益者とみなす慈善モデルを用いるのではなく（機関間常設委員会, 2007）、1人ひとりが役割を持ちながら復興に臨むことを支援することが重要になります。

　東日本大震災では、宮城県女川町で被災した飲食店主らが避難所の食事を調理し、その献立を地元の栄養士が作成する活動を町が支援しました（朝日新聞, 2011）。飲食店主の1人が「ここで働くことは自分を前に突き動かす原動力になっている」と話しているように、サポートの互恵状態が維持されることで、住民の自尊心や自己効力感・集合的効力感が上昇し、復興への主体的努力がより高まることが期待されます。

2. 既存の問題への配慮

　第2の留意点は、既存の問題への配慮です。災害時や紛争時には通常の保護的支援が破壊され、さまざまな問題のリスクが増加します（機関間常設委員会, 2007）。

　つまり、社会的不公正や不平等などの既存の問題が、災害時や紛争時にはより増大し、顕在化しやすくなるのです。

　たとえば、自然災害では、比較的危険な場所に居住している貧困層に大きな影響が生じやすいことが指摘されています（機関間常設委員会, 2007）。また、経済格差を含む社会格差が避難行動に影響をおよぼすことも指摘されています（安倍, 1982）。

　安倍（1982）によると、1964年の新潟地震で石油タンクが炎上した際、比較的早く避難したのは低所得者と高所得者でした。低所得者はそれ以上失うものがないため、また、高所得者はすぐに生活を再建できることから素早く避難したのに対して、中所得者は自宅のローンや、自分の資源をこれ以上失いたくないという心理から、避難が遅れ被害に遭ったのです。

　さらに、阪神・淡路大震災では、高所得で生活資源に恵まれた人は、避難所を早期に去り日常性を回復したのに対して、生活資源に恵まれない人は、避難所生活が長期化したことが報告されています（西道, 1998）。そのため、支援に際しては、災害前に住民が経験していた問題が、災害によって増大しないように留意する視点が重要になります。

epilogue
おわりに

　本章では行動科学の知見をもとに、被災者個人のほか、地域やコミュニティーを対象とした短期的および中・長期的なこころの健康支援について述べてきました。本章で言及した3つの提案（POINT ①：社会的つながりの回復と強化、個人・集合体の自信の回復と向上、ポジティブ感情の創出）が、東日本大震災や今後起こるかもしれない災害からの復興に少しでも役立つことを願っています。

第 5 章　引用文献

Abbott, B. B., Schoen, L. S., & Badia, P. (1984). Predictable and unpredictable shock: Behavioral measures of aversion and physiological measures of stress. *Psychological Bulletin*, 96, 45–71.

安倍北夫（1982）．災害心理学序説——生と死をわけるもの．サイエンス社：東京．

American Psychiatric Association (2000). *Diagnostic and Statistical Manual of Mental Disorders, Fourth Edition, Text Revision (DSM-IV-TR)*. American Psychiatric Association: Washington DC（高橋三郎・大野裕・染矢俊幸（訳）（2002）．DSM-IV-TR　精神疾患の分類と診断の手引．医学書院：東京）．

朝日新聞（2011）．避難所の食事，地元の手で．朝日新聞朝刊（2011 年 10 月 23 日）．

Bandura, A. (1997). *Self-efficacy: The exercise of control.* W.H. Freeman: New York.

地方公務員安全衛生推進協会（2011）．被災経験自治体からのアドバイス：レポート 2　自治体の長は住民に希望を与え管理監督者は職員のケアを最優先に　東京都三宅島三宅村．地方公務員　安全と健康フォーラム，80, 18-19．

Folkman, S., & Moskowitz, J. T. (2000). Stress, positive emotion, and coping. *Current Directions in Psychological Science,* 9, 115-118.

Fredrickson, B. L. (2003). The value of positive emotions. *American Scientist,* 91, 330-335.

Fredrickson, B. L., & Joiner, T. (2002). Positive emotions trigger upward spirals toward emotional well-being. *Psychological Science,* 13, 172-175.

Greenglass, E. (2002). Proactive coping and quality of life management. In: Frydenberg, E. (Ed) *Beyond coping: Meeting goals, visions, and challenges.* Pp. 37-62. Oxford University Press: New York.

Hobfoll, S. E., Watson, P., Bell, C. C., Bryant, R. A., Brymer, M. J., Friedman, M. J., et al. (2007). Five essential elements of immediate and mid-term mass trauma intervention: Empirical evidence. *Psychiatry,* 70, 283-315.

House, J. S. (1981). *Work stress and social support.* Addison-Wesley: Boston.

河北新報（2011）．焦点／仮設住宅と自立（下）孤立／「災害弱者」どう目配り．http://www.kahoku.co.jp/spe/spe_sys1071/20110625_01.htm（2012 年 1 月 11 日アクセス）．

機関間常設委員会（2007）．災害・紛争等人道的緊急時における精神保健・心理社会的支援：保健分野の人道支援に携わる者は何を知っておくべきか？．http://www.ncnp.go.jp/pdf/mental_info_iasc_s.pdf（2012 年 1 月 11 日アクセス）．

Lazarus, R. S., & Folkman, S. (1984). *Stress, appraisal, and coping.* Springer: New York.

毎日新聞（2011）．東日本大震災：「気仙沼に春が来た～!!」小中学生が「ファイト新聞」．毎日新聞東京夕刊（2011 年 4 月 18 日）．

内閣府（2000）．阪神・淡路大震災教訓情報資料集．http://www.bousai.go.jp/1info/kyoukun/hanshin_awaji/data/index.html（2012 年 1 月 11 日アクセス）．

西道実（1998）．阪神・淡路大震災の被災状況．松井豊・水田恵三・西川正之（編著）あのとき避難所は－阪神・淡路大震災のリーダーたち，Pp.1-14．ブレーン出版：東京．

西道実（1998）．避難所の運営モデル－自治組織づくりと広域的連携のあり方．松井豊・水田恵三・西川正之（編著）あのとき避難所は－阪神・淡路大震災のリーダーたち，Pp.155-168．ブレーン出版：東京．

仙台市市民活動サポートセンター（2011）．仮設住宅のコミュニティづくりについて．http://blog.canpan.info/fukkou/archive/151（2012 年 1 月 11 日アクセス）．

清水裕（1998）．避難所の実態．松井豊・水田恵三・西川正之（編著）あのとき避難所は－阪神・淡路大震災のリーダーたち，Pp.15-38．ブレーン出版：東京．

田中優（2011）．非被災地における被災者支援について．https://sites.google.com/site/nonaffected/（2012 年 1 月 11 日アクセス）．

谷口弘一（2006）．ソーシャル・サポートの互恵性と適応――個人内および個人間発達の影響．谷口弘一・福岡欣治（編著）対人関係と適応の心理学――ストレス対処の理論と実践, Pp. 117-134. 北大路書房：京都．

第6章

こころのケアの中・長期的支援
―― 精神医療から精神保健へ

東京大学大学院医学系研究科　桑原　斉
東京大学大学院医学系研究科　荒木　剛
東京大学大学院医学系研究科　安藤俊太郎
東京大学医学部附属病院精神神経科　金原明子
東京大学大学院医学系研究科　笠井清登

prologue

はじめに

1. 被災後の精神障害

平成23年3月11日、東日本大震災が発生し、東北から関東にかけての東日本一帯に甚大な被害をもたらしました。被災地では、多くの被災者がその精神に変調を来しました。平成7年に発生した阪神・淡路大震災、平成16年の新潟県中越地震など大規模災害の度に精神医療・精神保健の必要性は認識されるようになり、その実態が少しずつ明らかになってきています。

PTSD（Posttraumatic Stress Disorder：外傷後ストレス障害）あるいはASD（Acute Stress Disorder：急性ストレス障害）が、災害後に発症することの多い精神障害として知られています。再体験・回避・過覚醒を主症状とするこれらの障害は、本人によってその苦痛が語られることもあれば語られないこともあり、災害後、一見普通に生活している人でも症状について確認してみると、これらの症状が出現している方が相当数います。さらに、抑うつ状態を呈する人も多く、身近な人の死、自宅の倒壊など、ストレスの大きさと症状の発生が了解可能な心因性と考えられる病状から、了解の範疇を超えた精神病水準のうつ病までさまざまな形で出現します。

これらの精神症状への対応は、精神医療の枠組みで行う場合は簡単なことではありませんが、ふだんの臨床、診察室の延長上で行うことが可能なので、一般的な精神科医、あるいは心理士などの専門家にとって違和感のない業務となります。その一方で精神保健まで考慮することが災害後の「こころのケア」には必要とされますが、これは専門家であってもふだんは意識していることが少ないかもしれません。

2.「こころのケア」の実態

大規模な災害があったあとには、「こころのケア」という用語がマスコミで使われることが増えますが、実際に「こころのケア」として何が必要とされ、何が行われているのかは十分には知られていません。明確な定義があるわけではない

図❶ 「こころのケア」の3つの水準

(ピラミッド図：上から「精神疾患」（精神医療）、「病的な水準への移行を予防する段階」（精神保健）、「生活の上での安心感」)

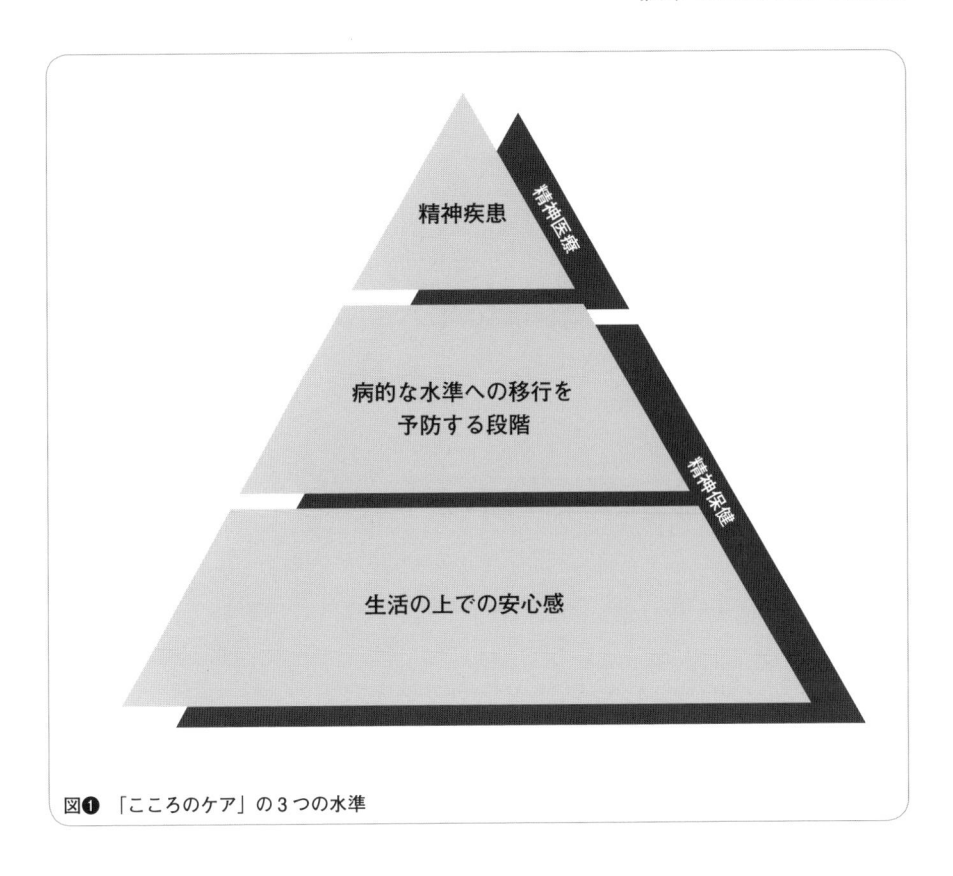

のですが、「こころのケア」は3つの水準（図❶）に大別できると考えられます。

　最も基底にあるのは、生活の上での安心感を維持する水準です。衣食住、将来的な経済的な安定を基本とした安心感が築けないうちは、精神科医がどんなにすばらしい治療を実施しても恐らくその効果は極めて限定的になるでしょう。この水準の「こころのケア」は、被災直後から現地で活動する自衛隊や行政職員などが担っていると考えられます。また身体科の救急医療も貢献しているものと考えられます。

　次の水準は、身近な人との接触により安心感を得る、あるいはストレスマネージメントなどのセルフケアにより不安を軽減することで、病的な水準への移行を予防する水準です。これは「親−子」の関係や学校の先生と生徒などの関係のなかで安心感をお互いに与え合うこと、深呼吸などの技法を取得することでなされる「こころのケア」です。これら2つの水準の「こころのケア」では、対応しきれずに、精神疾患が出現した（あるいは出現が疑われた）時にはじめて精神医療の

専門家による精神医療的な「こころのケア」が行われます。

3. 精神医療と精神保健

　その一方で精神医療の専門家は、いわゆる精神医療による「こころのケア」以外にも、生活上の安心が重要であるということを行政機関に伝えたり、義援金交付のための所定の窓口に行くことを被災者にすすめたり、学校の先生、あるいは親が、どのように子どもに接していいのかという相談にも乗る必要があります。このような活動が精神保健になります。

　単純に、急性期は精神医療が必要で、中期以降になると精神保健にシフトすると図式化することはできません。被災後の早い段階から、生活のなかでの安心感を築ける対応をこころがけること、大人が安心感を子どもに与えることが、中・長期的な時間経過のなかで精神症状の出現を予防していることにもなるでしょうし、中・長期的な段階で、まだ精神症状が残存している方に関しては、複合的な要因が考えられることが多く、より強力な精神医療的対応が必要になることもあります。

　現代の医学ではエビデンスに基づいた対応を行うのが常識となりつつありますが、被災後の精神医療・精神保健に関しては疫学的な統計は報告できても、介入の効果を実証するということはほとんどできません。専門家は精神療法・薬物療法などを行い、一般向けの「PFA（Psychological First Aid：災害早期の支援）」（Allen et al., 2010）など、さまざまな対応ガイドラインが提案され、行政機関は保健福祉的政策を実施しますが、実際にどの程度役に立っているのかを決定するのは困難と言わざるを得ないのが現状です。

4. 新しいガイドラインの導入

　そうした困難を踏まえて、専門家の投票（デルフォイ法）に基づく、TENTS（The European Network for Traumatic Stress：トラウマティック・ストレス欧州ネットワーク）ガイドライン（Bisson et al., 2010）が作成されており、エビデンスの不十分な状況を補完しようと試みられています。実際の投票では111の項目を投票にかけ、77項目を推奨項目として採択し、28項目を推奨も否定もせず、6項目を否定としています。しかしながらTENTSガイドラインは欧米の文化を基に作成されたものなので、ガイドライン自体も警告している通りに本邦で使用するには一

部修正が必要かもしれません。

本章では、1ヶ月以内の急性期の精神医療、急性期の精神保健、中・長期の精神医療、中・長期の精神保健に区分して、東日本大震災において被災地（宮城県東松島市）に派遣された東京大学医学部附属病院こころのケアチームと、東松島市が実施した対応を中心に、TENTSガイドラインの内容も踏まえて、災害時の「こころのケア」を概説します。

第1節
急性期の精神医療

1. 急性期の対応

被災後1ヶ月程度の精神医療には、大きく分けて2つの業務（表❶）があります。

1つは従来からの精神疾患への対応です。被災により医療が行きわたらなくなった患者、とくに統合失調症など薬剤の内服が途切れることで病状悪化が必至の方がたへの援助が急務となります。この場合、待っていても自分から援助を求めてくれないことも多いのですが、震災前から患者の存在を把握している保健師など、地域に密着した専門家と連携することで患者の診察・治療へと繋がることが可能になります。急性期に精神医療を実施する精神科医は、避難所や半倒壊した家屋を周回し、患者さんを探していくことになります。平時の診療施設とは異なり、提供できる薬剤が少ないことが多く、精神科医には限られた薬剤の種類で、病状を悪化させないように維持する技術が求められます。

精神医療のもう1つの業務は、震災によって発症した、ASD、抑うつ状態などストレス反応性の疾患への対応です。抑うつ状態の対応はある程度、通常の薬物療法・精神療法の技術で対応できますが、ASDへの対応は少し困難です。TENTSガイドラインでは1ヶ月以内のASDに対してトラウマ焦点化認知行動療法（Trauma Focused Cognitive Behavioural Therapy：TF-CBT）を実施することが推奨されています。しかし、日本でTF-CBTを実施できる専門家は限られており、災害後、一般的に実施されているとは言い難いのが現状です。現段階では日本人にどの程度適合するか不明な部分も多いですが、早急に検証し効果的であると判定されたら普及を図る必要がある技法だと言えるでしょう。

表❶　急性期における精神医療の2つの業務

1 従来からの精神疾患を持つ患者への対応

援助対象
統合失調症など薬剤の内服が不可欠な患者など。

援助方法
地域の専門家と連携をとることにより患者の存在を確認する。被災地を周回し患者を探索する。

留意点
薬剤の不足が予想されるため、限られた薬剤で悪化を防ぐ技術が求められる。

2 ストレス反応性の疾患への対応

援助対象
ASD、抑うつ状態などストレス反応性の疾患への対応。

援助方法
抑うつ状態への対応は通常の薬物療法・精神療法の技術で対応。ASDについては専門家によるTF-CBTの実施がのぞましい。

留意点
TF-CBTの専門家が日本では希少であり同療法の日本人への適応についても検証が不十分であること。

2. 急性期の薬物療法

　急性期の薬物療法に関して、TENTSガイドラインでは「全ての支援者は薬物療法へのアクセスを提供しなければいけない」という項目が投票でコンセンサスを得ることができませんでした。実際には薬物療法が行われることは少なくない（Mellman, Clark & Peacock, 2003）のですが、急性期ではとくに、利益と不利益の検証が十分ではないと投票に参加した専門家たちは感じていて、薬物療法の項目を支持せずTF-CBTの次の選択肢と考えたようです。

また、急性期のベンゾジアゼピン系薬剤の処方は、却ってPTSDの出現率を高めるという研究が報告されています（Gelpin et al., 1996）。症例数が少ない研究のため明確な危険性があると断じることはできませんが、専門家の投票には影響を与えたかもしれません。しかし、第一選択とされるTF-CBTを実際に実施するのが困難である本邦では、選択的セロトニン再取り込み阻害薬・抗不安薬・睡眠薬・非定型抗精神病薬など薬物療法の可能性をより積極的に検証する必要があると思われます。

　TENTSガイドライン作成時の投票過程で強く否定されたのが、デブリーフィング（体験を積極的に聞き出す技法）を初期に用いることです。実際に、PTSD症状を悪化させるという研究報告（Bisson et al., 1997; Hobbs et al., 1996）もあり、実施には注意が必要な技法と言えるでしょう。

　急性期にこれらの精神医療を実施するためには、現地の医師・派遣の医師の適正配置が重要だと考えられます。効率のよい配置が為されるように、マネジメントする能力、およびそのための人材が必要です。また、急性期に他地域からの派遣で精神医療にあたる人材の多くは、数日の滞在で交代しながら医療にあたります。そのため、診療情報の管理と人が代わっても実施できる医療を意識する必要があります。これは、継続的に診療するなかで、患者と治療関係を形成しながら見立てを修正し治療を進めていくという一般的な精神医療とは異なる部分です。

第2節
急性期の精神保健

1. 安心感を創出する

　TENTSガイドラインでは社会的なサポートの重要性が強調されています。社会的なサポートの効果についてはRCTで検証されたことはありませんが、この主張は、PTSDへの罹患が社会的サポートの欠如感と相関しているという研究結果からは支持されます（Brewin, Andrews & Valentine, 2000; Ozer et al., 2003）。また、TENTSガイドラインはHobfollら（2007）が提唱した5つの原則、

①安心感
②自分とコミュニティーの効力感

③絆
④静穏
⑤希望

を増進することが、個人に対する精神医療から地域の精神保健までの、あらゆる水準で重要であるとしています。

　急性期にまず必要なのは生活の安心感です。そのためには衣食住が確保されていなければいけません。これらは行政の業務になるでしょうが、実際に抑うつ状態・焦燥を呈して精神医療の専門家のところに相談に来た人に詳細に問診を行うと、生活のための補助金をもらう窓口がわからなくて混乱し、二次的に精神の変調を来しているということもあります。この場合、一番の治療は窓口がどこであるかを説明することになるでしょう。このように、被災直後は行政も混乱し、得られるはずのサービスにたどり着けないために精神症状を呈するというケースが、まれならず出現します。このような事態を予防するためには、早い段階で専門的な窓口への入り口になる、包括的な相談窓口を設置することが望ましいでしょう。

2. 急性期の**心理教育**について

　自分自身、あるいは周囲への「こころのケア」として、専門家でなくても実施できる対応法のガイドラインとしてPFA（Psychological First Aid：災害早期の支援）が国際的に一般的になりつつあります。PFAは日本語版もインターネット上で一般公開されているので、東日本大震災を機に目にした人も多いと思われます。これは、

①被災者に近づき、活動をはじめる
②安全と安心感
③安定化
④情報を集める——いま必要なこと、困っていること
⑤現実的な問題の解決を助ける
⑥周囲の人びととの関わりを促進する
⑦対処に役立つ情報
⑧紹介と引き継ぎ

第6章　こころのケアの中・長期的支援

という、8つの要素に分けられ、具体的な方法や、言葉かけの例がまとめられています。

　PFAだけではなく、東日本大震災の直後には数日のうちに多数の「こころのケア」に関する冊子が一般公開されました。どれも概ね同じ内容で、正常な反応に脅えることがないようにということと、心配事があったら専門家に相談をということを中心に記載がされていることが多かったように思われます。情報過多による混乱を招く側面もありますが、なんらかの方法（冊子の配布、あるいは講演など）で、本人への心理教育あるいは周囲への対応法を説明することは有効だと思われます。

　被災者本人への心理教育を行うことは、TENTSガイドラインでも推奨されています。このような心理教育は、災害後の外傷体験に対する反応に関して情報提供を行うことで、被災者の思考の焦点を症状から人間の本来持つレジリアンス（回復力）に移行し、精神症状の出現・増悪を予防していると考えられています。PTSDに関する、心理教育の効果については否定する報告（Brewin, Andrews & Valentine, 2000; Ozer et al., 2003）もありますが、TENTSガイドラインの投票に参加した専門家は心理教育を推奨し、この部分に関してはエビデンスと専門家の意見は異なっています。

　また、保護者に子どもへの対応法を伝えることは、子どもを主体とした精神症状の出現・増悪の予防のための精神保健的対応として必要だと思われます。TENTSガイドラインでは、「PFAなどの公式ガイドラインを必ず採用するべき」という項目には疑義を呈していますが、その都度必要な部分を抜き出して利用するのが好ましいのかもしれません。

3. 伝えるべきか、伝えるべきでないか

　TENTSガイドラインでは、災害時の体験を語るように指示することも、逆に体験を語らないように指示することも否定されています。これは結果としては本人の気持ちに沿った形で話したいときには傾聴するという判断になり、東日本大震災の際にも多くの関係者はそのように対応していました。

　また、対応法で迷いを来す可能性があるのは、家族の死など不幸な事実を伝えるか否かです。「被災者がこれ以上傷つかないように悪いニュースは伏せておく」という項目は、TENTSガイドラインでは明確に否定されており、実際に東日本

大震災のあとでは、家族の死を知らせていないケースが少数であり、子どもにも家族の死は伝えているケースが多かったように思われます。これも対象者の状況により必ず伝えるべきとも言い難いのですが、基本的には事実は伝えた方が良いように思われます。

　上記のように急性期から精神保健的対応は求められており、精神保健は精神医療と並行して実施・検討されるべきだと考えられます。TENTS ガイドラインでも、「急性期の介入に精神保健の専門家は必要ない」という項目が強く否定されています。

第 3 節
中・長期の精神医療

1. 中期からの精神医療

　被災後1ヶ月を過ぎて、ストレス反応としての精神症状が遷延し、再体験・回避・過覚醒のために日常生活に支障を来している場合にPTSDと診断されます。この段階でも専門家による精神医療では、急性期と同様に薬物療法と精神療法が実施されますが、PTSDへの第一選択の治療法はASDと同様、TF-CBTとされており、その実施が不可能な時には他の治療法を選択するとされています。先述したとおりTF-CBTの実施は国内では困難なことが多く、子どもなら遊戯療法など、成人なら支持的精神療法を行いつつ、対症的に薬物療法を行うというのが一般的な対応になります。また中期以降は環境調整的対応が重要になってきます。

　ストレス反応が遷延しPTSD、あるいは抑うつ状態と診断される方にはいくつか共通点があるように思われ、失職、社会的サポートの欠如（頼れる家族がいない）という問題を抱えている人が、専門家の相談に多く訪れます。これらの要因は疫学的研究でも災害後の精神症状発症のリスク因子として報告されています（Perlman et al., 2011）。また、子どもでは、親の精神状態（Endo, Shioiri & Someya, 2007）や、家族や近しい人の死（Liu et al., 2011）がリスク因子として報告されていて、東日本大震災後でもPTSDと診断される子どもが、このようなリスク因子を持つ比率は高いようです。このような背景因子を含めて精神症状を評価して対応法を検討するのが精神医療の務めですが、それは本人への働きかけでだけではなく環境への働きかけ（環境調整）を含み、一部精神保健的な対応とも重なりま

す。

　家族が災害で死亡した場合の症状は、子供でも成人でも、激越かつ経過の予測ができず、どこまでを精神症状、どこまでを正常な反応と考えるか判別は容易ではありません。また、家族の死をリスク因子として同定できても、対応自体が極めて困難です。死に関しては環境調整が不可能であり、あまりに辛い体験を聞く場面では専門家であっても客観性を持って接することが難しくなることがあります。一般的な悲嘆反応であっても、症状の把握・対応は難しいのですが、本人もまた被災者という状況では、なお困難になります。このような場合、専門家が精神医療として行う明確な治療法を提示することはできないのですが、支持的な精神療法を行いつつ長期的に本人が負担にならないように経過に寄り添い、危機に介入するということは必要だと思われます。

2. 地域外の派遣医療から地域の医療機関への移行時期

　急性期の混乱が一段落すると、地域の医療機関も再開するところが増えていきます。災害前に精神医療の需給バランスが一定に保たれていた地域では、まだ災害後のストレス反応による需要が供給を上回っていることが多いので、地域外からの派遣医療も継続を要すると思われますが、長期的な視点に立つと、徐々に供給を地域の医療機関中心に切り替えていくことが必要です。

　この時期には、派遣医療と地域医療のネットワークを形成し情報交換を行うことで円滑な移行を実現することが求められます。また、長期的に需要が上回ることが予想される場合には、ある程度永続的な精神医療の支援システムを考えなければ行けません。そのためには、行政の支援が必要になるのですが、要望・予算が国・県・市・町・村と行政機関を行き来するなかで、ニーズに合わせてリソースを調整することは簡単ではありません。

　東日本大震災の後にも行政主体の支援システムが複数設立されましたが、実際に被災者のニーズを適えることができるかどうか、評価・修正することが求められます。

3. スクリーニングの可否

　スクリーニングを実施して、精神医療が必要な人を選択した方が良いかどうかということについては議論があります。TENTSガイドラインでは、否定はされ

ていないものの推奨もされておらず、スクリーニングが効果的であったと示す根拠がないことと、実施の困難さを挙げ、結局、コストパフォーマンスの観点から積極的には推奨しがたいと説明しています。

東日本大震災後に学校で、小学生・中学生を対象としたスクリーニングを実施した地域では、実際にスクリーニングで要注意とされた子どもに早期から配慮をすることは効果的であったかもしれません。しかし、その一方で、スクリーニングでは要注意とされなかった子どもでも事例化することが多々ありました。より強力なスクリーニング手法を使えば、感度・特異度を向上させることができる可能性はありますが、震災後でフォロー体制が盤石ではない状況で、侵襲的かもしれないスクリーニング手法を用いることはできず、ジレンマが生じます。

また、もし実施するのであれば、リソースに合わせてカットオフ点を設定する必要がありますし、精神疾患水準の対象を選択するのか、もしくは精神保健水準の要支援者を対象として選択するのかというように、スクリーニングの目的を明確にするなど、運用にも工夫が必要だと考えられます。

TENTSガイドラインでは全体に向けたスクリーニングは推奨しない一方で、それでも要支援者を把握することは推奨しています。このためには、保健センターなど行政機関での相談事業、仮設住宅での相談窓口の設置、保健師・精神保健福祉士などが実施する避難所巡回・自宅訪問などの事業が要望されます。これらの事業は東日本大震災の際にも実施された地域があり、多くの要支援者が精神医療につながりました。また、このような事業は単にスクリーニングに留まらず、地域社会での絆を確認する作業になったかもしれません。しかしながら、要支援者把握のための事業は行政地域ごとに異なっていたようで、より実際的・効率的な要支援者把握の方法についてはまだ検討の余地があると思われます。

PTSDなど、災害後に認められる精神症状は、直感的には震災後に増加し、数ヶ月たつと時間経過のなかで改善していくように思われますし、実際にそのような経過をとる人もいます。しかし、災害の2年後のPTSD罹患率が14%であった群が、5年後には19%に増加していた（Perlman et al., 2011）、6ヶ月後は11%であった群で12ヶ月後には13%になっていた（Liu et al., 2011）と、PTSDの増加を報告する研究もあり、いずれの研究でも時間経過によって改善する人がいる一方で、遅発的にPTSDを発症する人もいるという結果が述べられています。研究結果は母数の取り方など、さまざまな要因で異なってくるので、各災害・地域の実情にあっているかどうかは不明瞭ですが、少なくとも災害後、数年程度は精神医療的対応の必要性について検討を続ける必要がありそうです。

第4節
中・長期の精神保健

1. 中期からの精神保健

　震災から1ヶ月程度経過すると、避難所での生活なり自宅での生活なりに、一定の目途が立ちます。子どもなら学校が再開され、成人では仕事も再開されます。そうすると、衣食住はなんらかの形で確保されるようになりますが、生活が最低限の形で成立すると、将来への不安が出現することが多々あります。これに対応する、あるいは予防するために必要なのが、生活資金や法律的な問題の解決策であり、そのための相談機関の設置は重要ですし、被災により失職した人には就労支援も望まれます。このような社会的な支援も精神保健的対応の一部であり、TENTSガイドラインでも推奨されています。

　学校が再開されると、教員は精神保健の専門的知識がなくても、子どもに対応する専門家としての能力を期待されます。しかし、予想困難なストレス反応を示す子どもに、どのように接したらよいかわからず苦渋することもあり、専門家の助言が必要になることもあるかもしれません。教員の不安は子どもにも影響をおよぼす可能性があるため、急性期の親・保護者への対応法の説明と同様に、子どもを主体とした精神保健の一部として、教員への対応法の説明も必要な事項であると考えられます。

2. コンタクトの維持

　また、被災者のすべてではありませんが、親しい家族の死など、明らかに強い失望感を持っている人、あるいは孤立している人など、強いストレスが予想される人に関しては、専門家あるいは行政機関から積極的にコンタクトを取ることが必要だと考えられます。これはTENTSガイドラインでも推奨されています。

　東日本大震災後には、要支援者把握のために自宅訪問を実施した際に、精神医療がすぐ必要ではないがハイリスクな要因が同定された人の自宅を、保健師・精神保健福祉士が巡回してコンタクトを継続していました。このようなコンタクトは、継続性が重要になるので、急性期には派遣の職員の交代で対応しても、長期

的には巡回のための要員を確保し、コンタクトが維持できることが望ましいと思われます。

3. 二次受傷について

　支援者が、外傷体験を負った対象者に共感的に関わるなかで、対象者の外傷体験に繰り返し曝される結果生じる影響が、二次受傷として知られています。実際に、保健師など患者に直接接触する役割の職種に二次受傷が認められることがあります。症状としてはPTSD症状を呈することや、抑うつ状態を呈することがあります。被災地域の専門家であれば、被災後の業務量の極端な増加も、二次受傷に対する脆弱性を修飾しているかもしれません。被災地域の専門職（行政機関や保健センターの職員、教員など）は、自身も被災者であるにもかかわらず、強い使命感に基づき業務にあたることが多く、明らかに業務過多で医師や保健師が休みを取るように伝えても休日まで働き続けてしまうことがあります。

　こういったことへの対応策として、強制力を持った休日が必要ではないかと思われます。具体的な内容は指示されていませんが、このような専門職への配慮を要するということはTENTSガイドラインにも記載されています。

4. マネジメントの定式化

　1ヶ月を過ぎると、精神医療のみならず精神保健的対応においても、保健師・精神保健福祉士・精神科医師・身体科医師ら、さまざまな職種に求められるニーズがある程度把握され、リソースの予測もある程度はできるようになります。急性期の混沌を脱したあとは、将来を見通して精神医療・精神保健を多職種の専門家を用いてマネジメントすることが必要になってきます。このようなマネジメントを実施する人材には、正確な知識と高度の情報処理能力・対人関係能力が要求されます。このマネジメントにおいては、震災後の時間経過に沿ってどのような精神保健医療活動が必要となってくるのかという計画立案・実行も重要となります。

　東日本大震災では地域の保健師がマネジメントにあたり、効果的と思われる対応がなされている地域がありました。このような経験を基に、精神医療・精神保健全般をコントロールするためのマネジメント手法を可能な範囲で定式化することが望まれますし、将来的には災害後の精神医療・精神保健のマネジメントを専

門的な職能（あるいは職能の一部）とする人材が養成され、各地域に配置されていると安心かもしれません。

　ところで、災害時に上記のようなマネジメントに基づいた精神保健医療が機能するためには、平時からの地域精神保健医療活動が不可欠です。平時における地域精神保健医療活動には、地域におけるニーズの把握、ニーズに基づく健康促進、サービス利用の促進、多施設・多職種連携によるサービス提供といった活動が含まれます。こうした活動を行う過程において、地域住民への有効な情報伝達、アウトリーチ、多職種の連携といった、災害時にも非常に重要となる機能が地域で培われていきます。そして、平時においても地域の精神保健医療活動をマネジメントするマネージャーの存在は必要であり、その存在は災害時の保健医療活動をマネジメントする上でも大きな役割を果たします。

5. 専門家の教育

　TENTS ガイドラインでは、支援にあたる人材に災害後の「こころのケア」に関する職務内容と責任感が教育されていることが推奨されています。急性期でも最低限の知識、中・長期的に関わる専門家には、災害時の支援について精神保健的視野を含めた専門的知識と技術が獲得できるような教育が必要です。

　災害後、各学会などの単位では講習会などが開催されますが、実際に被災地に派遣されると、はじめて災害後の精神医療・精神保健に関わる人材であっても、職種のリーダーとしての業務を期待されることがあり、講習会の知識だけでは対応が困難なこともあります。災害直後から、各職種で経験と知識のある人材が、各地域を巡回しながらより実践的な職務内容について教育指導できるシステムが必要かもしれません。

　東日本大震災など過去の震災で支援を経験した人材のなかから、より専門的な知識を体系的に身につけて、今後、支援者の教育指導に当たる人材を養成しておくことが望まれます。

6. 自殺について

　自殺に関しては、災害後に増加する（Krug et al., 1998）という報告がある一方で、むしろ減少する（Nishio et al., 2009; Perlman et al., 2011）という報告もあります。災害の直後の混乱期に自殺企図し、死因が不明な人もいると思われますので、実

数の把握は困難かもしれません。必ず、自殺を減少させる特効薬のような方法はありませんが、ここまでに記載してきた、精神医療的対応、精神保健的対応が実施されることで、自殺の件数が1件でも減じることが願われます。

第5節 今後の課題

1. のぞまれるガイドライン作成

　今後の課題は、まず日本人に適合したガイドラインを作成することかもしれません。ガイドラインですべての問題を解決できるわけではありませんが、全体を見通す指針があると、活動方針を時間経過のなか、多職種で共有しやすいのではないでしょうか。また、ガイドラインのなかに、最低限用意する薬剤、職員の休日や、教育の方法など、本稿で提起した問題点を盛りこむことで、次の災害に備えることができるかもしれません。災害後の精神医療・精神保健は、エビデンスを得難い領域であり、今回の東日本大震災のデータを調査解析しても、疫学的な数値、対応実施報告に留まり、介入の効果に関して十分なエビデンスを得られる可能性は低いと考えられます。そうであれば、実際に災害医療に携わった人の記憶が鮮明な間に、日本でも専門家の投票（デルフォイ法）によって、TENTSガイドラインに準じたコンセンサスガイドラインを作成することは有益かもしれません。この試みでは、阪神・淡路大震災、中越地震などの災害医療に携わった人材にも意見を聞く必要があると思います。

2. 標準的治療の普及

　第2の課題は、TF-CBTを代表とするASD、PTSDに対する標準的治療の普及を図る必要があると思われます。実際の講習会が欧米でのみ行われている間は、一般的な使用に耐えられる程度までの普及は困難であり、日本で講習・指導ができる体制にするのが第一の段階になると思われます。また、TF-CBTの普及に時間がかかるようであれば、次善の策として災害後の（派遣医療でも可能な）薬物療法・他の精神療法の標準化が必要かもしれません。

3. マネジメントの**体系的整理**

　第3の課題は、さまざまな水準でのマネジメントを体系的に整理することだと考えます。日本全体でのリソースの配置を考える水準、災害拠点病院など専門家が一時的に集積する場所から、実際の活動地域へ専門家を配置する段階のマネジメント、そして行政機関・保健所など実際の活動地域でニーズ・リソースをもとに、時間軸に沿ったプランを立てる段階のマネジメントが考えられます。また、これらを実施する専門家、さらには、専門家を養成する専門家が必要になるでしょう。

epilogue
おわりに

　災害医療の難しさとして実感するのは、「喉元過ぎれば……」という感覚です。阪神・淡路大震災後、複数の専門組織、ネットワークが組織されましたが、東日本大震災では大多数は効果的に機能できたものの、一部は想定していた機能を発揮できていないようでした。今現在、将来を見据えたさまざまな計画に予算が投じられようとしています。計画が、現実の被災地で、被災者のために役立つことを常に念頭に置き、平時から活動・準備を無理なく維持させることが強く望まれます。

第 6 章　引用文献

Allen, B., et al. (2010). Perceptions of psychological first aid among providers responding to Hurricanes Gustav and Ike. *Journal of Traumatic Stress*, 23(4), 509-13.

Bisson, J. I., et al. (1997). Randomised controlled trial of psychological debriefing for victims of acute burn trauma. *The British Journal of Psychiatry*, 171, 78-81.

Bisson, J. I., et al. (2010). TENTS guidelines: development of post-disaster psychosocial care guidelines through a Delphi process. *The British Journal of Psychiatry*, 196(1), 69-74.

Brewin, C. R., B. Andrews, & Valentine, J. D. (2000). Meta-analysis of risk factors for posttraumatic stress disorder in trauma-exposed adults. *Journal of Consulting and Clinical Psychology*, 68(5), 748-66.

Endo, T., Shioiri, T., & Someya, T. (2009). Post-traumatic symptoms among the children and adolescents 2 years after the 2004 Niigata-Chuetsu earthquake in Japan. *Psychiary and Clinical Neurosciences*, 63(2), 253.

Gelpin, E., et al. (1996). Treatment of recent trauma survivors with benzodiazepines: a prospective study. *Journal of Consulting and Clinical Psychology*, 57(9), 390-4.

Hobbs, M., et al. (1996). A randomised controlled trial of psychological debriefing for victims of road traffic accidents. *BMJ*, 313(7070), 1438-9.

Hobfoll, S. E., et al. (2007). Five essential elements of immediate and mid-term mass trauma intervention: empirical evidence. *Psychiatry*, 70(4), 283-315; discussion 316-69.

Krug, E. G., et al. (1998). Suicide after natural disasters. *The New England Journal of Medicine*, 338(6), 373-8.

Liu, M., et al. (2011). Mental health problems among children one-year after Sichuan earthquake in China: a follow-up study. *PLoS One*, 6(2), e14706.

Mellman, T. A., Clark, R. E., & Peacock, W. J. (2003). Prescribing patterns for patients with posttraumatic stress disorder. *Psichiatry Services*, 54(12), 1618-21.

Nishio, A., et al. (2009). Influence on the suicide rate two years after a devastating disaster: a report from the 1995 Great Hanshin-Awaji Earthquake. *Psychiary and Clinical Neurosciences*, 63(2), 247-50.

Ozer, E. J., et al. (2003). Predictors of posttraumatic stress disorder and symptoms in adults: a meta-analysis. *Psychological Bulletin*, 129(1), 52-73.

Perlman, S. E., et al. (2011). Short-term and medium-term health effects of 9/11. *Lancet*, 378(9794), 925-934.

第7章

震災後の企業従業員の心理支援
──支援者が現地で留意すべき点

桜美林大学　種市康太郎

prologue

はじめに

　2011年3月11日に発生した東日本大震災により、15000名以上の命が失われ、現在も多くの方が行方不明という状況が続いています。この震災により、多くの企業において甚大な被害が生じました。また、そこで働く従業員や従業員の家族の命が失われ、心理的・身体的健康を脅かされる状況が発生しました。

　筆者自身は東京在住ですが、震災発生直後から、臨床心理士として何か役立てることはないかと機会をうかがっていました。私自身の専門分野が産業領域であったため、震災後は複数の企業において、臨床心理士として被災地企業の従業員の心理支援に関わる機会を得ました。

　そこで、この章では震災後の従業員の心理支援活動の実際を報告すると同時に、その経験を踏まえて、専門家などの支援者が被災地や被災者の支援に関わるときに必要なことや、生じ得る問題を示し、今後の支援において必要と考えられる点について述べます。なお、企業の特徴や個別の内容は明かすことはできませんので、ここでは一般化した内容として記載します。

第1節　震災後の**企業従業員**の心理支援活動の実際

1. 調査と面接の目的——**実施する側**の目的

　ここでは、企業で実施した、従業員に対するメンタルヘルス支援のための調査と面接を中心に紹介します。実施の目的は次の3点と考えられます（表❶）。

A　精神的状態や身体的状態の健康状態の把握

　まず、従業員の精神的状態や身体的状態の健康状態を把握します。面接では、精神的状態についてはPTSD（Posttraumatic Stress Disorder：外傷後ストレス障害）症状の有無についてだけでなく、一般的な不安・抑うつ症状、業務上・生活上の不安や心配の有無、そして身体的不調の有無や、相談のニーズの有無を確認しまし

表❶　調査と面接の目的

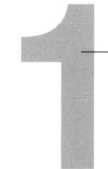

1　実施者側の目的
①精神的状態や身体的状態の健康状態の把握。
②勤務状況の把握。
③会社の相談体制の説明。

2　対象者側の意義
①自分自身のストレス状態の把握。
②職業性ストレスに対するセルフケアの知識の伝達。
③組織的取り組みへのきっかけとする。

た。さらに、その程度に応じて継続面接の必要性、医療の必要性のアセスメントをする必要もありました。

B　勤務状況の把握

次に従業員の勤務状況を把握します。これは、ストレス心理学のモデルで言いますと、ストレス要因（ストレッサー）のアセスメントです。

東日本大震災後の被災地では、仕事の量的・質的負担、職場の対人関係などの問題について聴き取りを行いました。その他、今回の震災によって変化した業務の量や内容についても確認する必要がありました。これと同時に、震災の影響のあるなしにかかわらず、業務を進める上で会社側に伝えておきたい要望などを聴き取りました。これは、組織的な予防対策を考えるためには必要であると判断し、聴き取りを行いました。

C　会社の相談体制

最後に、会社の相談体制の説明をします。もともとの相談体制について説明すると同時に、今回の面接後のフォローアップ体制についても説明しました。また、相談について馴染みがない社員も多いため、相談体制を作った目的などについても説明し、宣伝する必要がありました。

2. 調査と面接の目的——従業員側の意義

その一方で、面接を受ける従業員自身にも、次の3つの意義があります。

A 自分自身のストレス状態が把握できる

まず、従業員が自分自身のストレス状態を把握できることがあります。企業のなかには、このようなメンタルヘルスに関する調査や面接を、今回はじめて実施するところもありました。今回、このような職業性ストレスに関する調査結果の説明をすることにより、自分自身の状況や状態の理解を深めることができると考えました。

B 職業性ストレスに対するセルフケアの知識を伝達できる

また、このような調査や面接を行うことによって、従業員に職業性ストレスに対するセルフケアの知識を伝達する機会にもなります。今回の面接では、個人の調査結果の説明だけでなく、時間があれば資料を提示し、職業性ストレスに対するセルフケアの知識、すなわち「ストレスに気づく」「ストレスに対処する」「必要なときは相談する」「生活習慣に気をつける」などの知識を伝達しました。時間は短くても、個別に説明することで知識が浸透しやすいと考えました。

C 組織的取り組みへのきっかけづくり

最後に、こういった調査・面接は組織的な取り組みへのきっかけになると考えられました。多くの従業員への聴き取りを実施し、被災地の事業所の状況を把握し、それを企業の上層部の方に伝えることで、組織的な予防対策につなげられると考えました。

3. 調査と面接の内容

調査内容（表❷）については、ある企業では「職業性ストレス簡易調査票」（下光, 2005）の調査票の一部を用いました。この調査票を用いることによって、個人の結果を集計して「仕事のストレス判定図」（加藤, 2000）という組織分析結果を作成できます。そこで、その作成に必要な「仕事の要求度」「コントロール（裁量の度合）」「上司・同僚・家族などの社会的支援（サポート）」に必要な、12の質

表❷　調査と面接の内容

調査票の内容　1

①職業性ストレス簡易調査票
「仕事の要求度」「コントロール」「社会的支援」などの12問。

②心理的・身体的ストレス反応チェックリスト

③その他
自由記述欄など。

面接の内容　2

①半構造化面接
20〜30分の面接。

②内容説明
調査目的、守秘義務を説明する。

③聴き取り時の留意点
現在の状態の把握から開始する。

問項目を用いました。さらに、心理的・身体的ストレス反応チェックリストを加えて調査票を構成しました。それ以外に、相談希望の有無に関する質問、自由記述欄を設け、仕事、職場、生活において負担や問題を感じていること、会社に伝えたいことなどを記入できるようにしました。

　面接時間は企業によって異なりますが、大体1人あたり20分から30分としました。今回の震災では被災範囲が広く、遠隔地の事業所も回る必要があったため、一日で多くの従業員の面接を行う必要がありました。そのため、たとえば30分単位で最大15名程度の面接が可能となるように時間を設定しました。

　面接は半構造化面接とし、質問項目をあらかじめ決めて面接を行いました。担当する臨床心理士によって面接の進め方が大きく変わらないように事前の学習会を行いました。

　調査や面接を実施する際の留意点は以下の3点です。

A　調査票を構成する際にPTSD関連の内容を直接聞く尺度や項目をはずす

まず、調査票を構成する際にPTSD関連の内容を直接聞く尺度や項目は含めま

せんでした。たとえば、IES-R（金, 2006）などPTSD症状をスクリーニングする尺度の使用についても検討しましたが、その聴取により、本人が震災時の状況を想起し、感情的に不安定になる可能性があります。継続面接が可能であれば、その後の対応も可能ですが、各事業所が遠隔地にあり、継続面接を実施できない可能性もあると想定し、この項目ははずしました。

B 震災時を起点にした聴き取りを避ける

　また、面接時も、震災時を起点にした聴き取りをすることを避けました。つまり、「3月11日はどこにいましたか？」「その時、どんな状態でしたか？」というように話をすると、「ああ、あの時はとても怖くて……」というように、その当時のことを想起して不安定になり、面談直後の業務に支障が出る可能性が考えられたので、積極的に聴き取りをすることは避けました。

　この判断を行う際、一般に体験の内容や感情を聞きただすような災害直後のカウンセリングは有害であるというガイドライン（金, 2003）の指摘も参考にし、むしろ、現状の勤務状況と、そこでの問題に対する対処方法について話し合うようにしました。

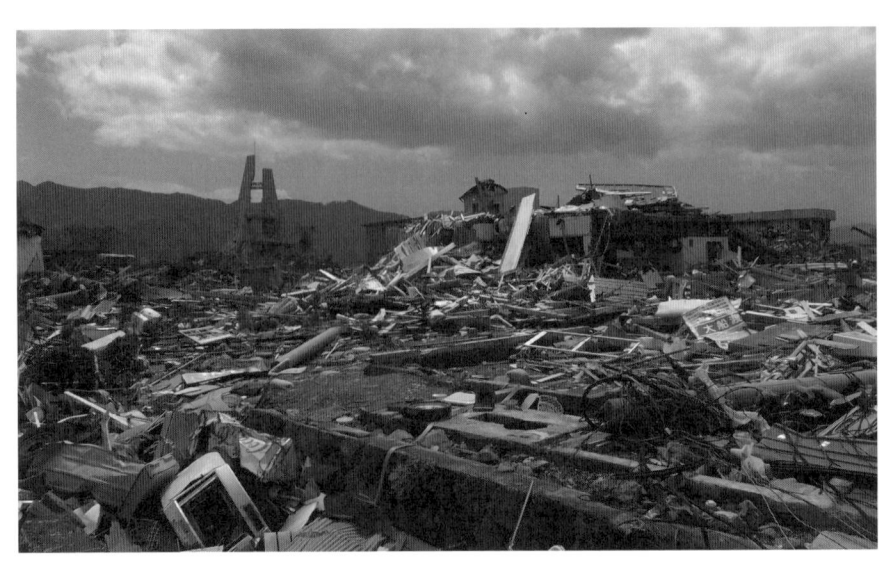

写真❶　岩手県大船渡市の市街地の風景（2011年5月筆者撮影）

C 「こころのケア」というタイトルづけをしない

また、調査票のタイトルには「こころのケア」といった言葉をつけずに、たとえば「震災後の健康状況調査」というようなタイトルにしました。一般に多くの従業員は元々健康であり、自分自身にこころの問題があるとか、こころの支援が必要な対象であるとは考えていません。そのため、「こころのケア」というタイトルづけがされているとそれに抵抗を感じ、調査や面接に消極的になる従業員の方もいらっしゃると考えて工夫しました。

4. 調査と面接の結果

現在までのところ筆者は、岩手・宮城・福島の3県の8事業所に訪問し、断続的ではありますが、8ヶ月間にわたって調査と面接を行っています。

実際に被災地を訪れると、ほんの数百メートル前までは豊かな山々の風景があるのに、ある所を境に、突然、破壊された家や建物が現れ、そこから延々と瓦礫が山積みとなった風景が続いていました（写真❶）。また、海にも多数の木っ端に混じって、船体や列車のコンテナなどが無造作に投げ出され、潮の香りに何かが混ざったような異臭がし、多くの蝿が発生していました（写真❷）。1年以上が

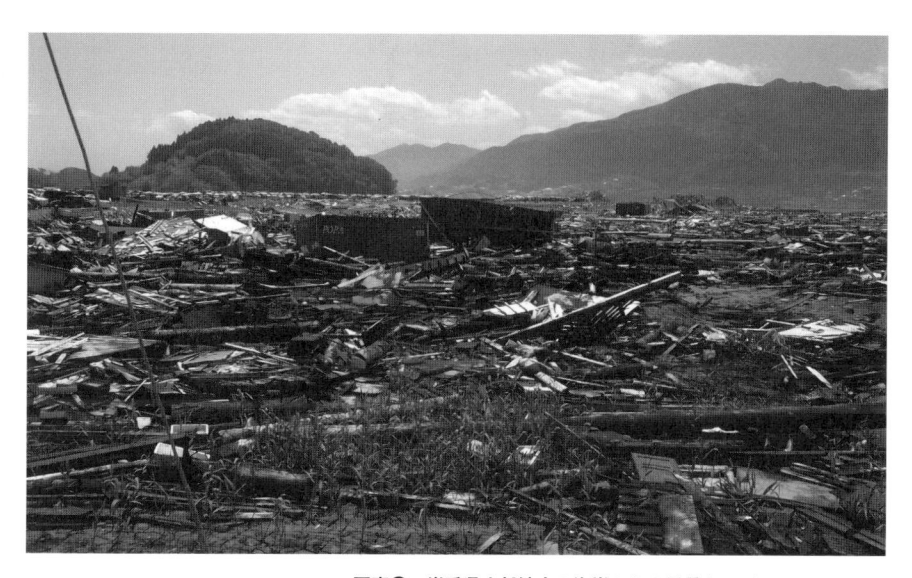

写真❷　岩手県大船渡市の海岸からの風景（2011年5月筆者撮影）

経過した現在（執筆時の 2012 年 6 月）でも、地域によっては震災の爪痕が生々しく残っています。

　調査と面接の結果から、震災から数ヶ月後の調査において、精神症状や身体症状の発生は一般的な平均値よりも高いことがわかりました。もちろん、もともと通院をしていて震災に起因していないという方もいらっしゃいましたが、多くの方は通常よりも不安や負担を抱えていることがわかりました。調査と面接によって、全体的には以下の傾向が見られました。

A　地域差が大きく従業員間の個人差・温度差もある

　被災地でも、生活に支障のない方も沢山いらっしゃいました。家は損壊していない、仕事にも変化がないという方もいらっしゃいました。その一方で、家が全壊した方、車が流された方もいらっしゃいました。また、福島原発の近くに居住していた方のなかには、家は残っているけれども、避難地域に指定されて家に戻れずにつらいという方もいらっしゃいました。このように、従業員の方にはさまざまな事情のあるなかで、本人および家族が被災し、それぞれ負担を抱えながら仕事をしているのに、業務の負担は平等、あるいは過度にかかっている状態にありました。

　また、そのような事情は、会社の上司や同僚に詳しくは話さない、もしくは話せないという人もいました。これは個々の事情が違い、震災に対する受け止め方に温度差があるからかもしれませんし、もともと家庭の事情などは職場で話さないという風土もあると思います。そのため、我々のような外部からの訪問者には、到底話せないこともあったと思います。

　ですから、「こころを一つにして、頑張ろう」と言っても、個々に事情は違うし、頑張ろうにも頑張れない事情のある人もいました。そこで、「足並みを揃えよう」とか、「これで震災対応を終えて、ここからは通常業務に」と言っても、なかなか気持ちを向けられない事情のある方もいらっしゃることを上層部の管理職者には報告しました。

B　「非常時」の名のもとでの過重労働がある

　震災後は復旧活動に時間がかかり、その後の業務にも、事業の変更や中止に伴う業務量のムラや無理が発生していました。また、一部の社員に業務のしわ寄せが生じていました。これは震災直後から半年程度続いている場合がありました。また、震災後の復旧作業などで手一杯だったため、通常業務が積み残されている

場合もあり、従業員が無理をして休みを取らずに働き、疲弊している状態が見られました。しかし、「非常時だから」という理由で、業務負荷が軽減されなかったり、休みが取りにくかったりする状況が続く従業員も多く見られました。また、震災直後に休みをもらっても、休んでいることを後ろめたく感じ、こころから休息できないという訴えも見られました。

　また、業務の負担も全体に多いわけではなく、一部の部署・職種に偏る場合があり、不公平感を感じている方もいました。ただし、仕事はないよりもある方がよく、「休みが取れないんだよ」と言いながら、仕事がある充実感を感じている方もいて、仕事が本人の生きがいややる気を維持する上で役立っていることがうかがえました。また、復興に伴う需要が生じ、業績をあげるチャンスでもあるため、仕事量が過重となっている場合もありました。

C　震災前からの過度な業務負担が顕在化する

　実は、震災前の状況に過度な業務負担の原因があって、今にはじまったことではないという訴えも見られました。ここで、調査・面接に「職業性ストレス簡易調査票」を含めていたことが、震災前からの一般的な職業性ストレスの要因を調べるために役立ちました。

D　災害後の会社側の支援体制や上司のリーダーシップの重要性

　現場の状況に合わせた社長、本社社員、支店長などの訪問や、現地の社員への聴き取りがあることは、現場の労働者を安心させ、勇気づけていました。しかし、彼らが現場に来ないことや、現場のニーズに合わない支援をすることは、現場の労働者の態度を冷ややかにさせたり、不安にさせたりする原因となっていました。また、今回のように面接を実施することが、会社側から従業員に対するメッセージとなり、自分が会社側からケアされているという実感につながっていると思われる場合もありました。

　また、震災直後に部下への配慮があり、リーダーシップを発揮した上司は、部下からは厚い信頼を得ていました。しかし、そのような上司は負担を抱えて自身が疲弊している場合が見られました。

　その一方で、震災直後に仕事を優先させ、部下への配慮がなかった上司は、震災をきっかけにさらに信頼をなくしていました。その場合には、上司は問題を感じていないが、部下が疲弊している状態が見られました。

E 調査と面接による中・長期的支援

　ある企業では、1回目の調査と面接後も、さらに中・長期的に支援を行いました（図❶）。そこでは、まず、初回面接によって継続面接が必要と判断した場合には、継続面接を行うか、電話やメールでのフォローアップを実施しました。

　次に、1回目の調査と面接を実施したあと、その結果を集計し、ストレス要因および心身の状態について組織別の結果を部門長などの管理職に示し、組織的な環境調整について話し合いました。たとえば、職業性ストレス調査票の「仕事のストレス判定図」などを使い、部署ごとの結果（図❷）を示し、業務量が多くてコントロールが少ない部署（例：図❷-Ⓐ）や、周囲の支援（サポート）が少ない部署への対応を検討しました。その際、自由記述の結果についても個人が特定されない形で集約して示しました。

　初回面接においてフォローアップが必要と判断された方がいることから、初回

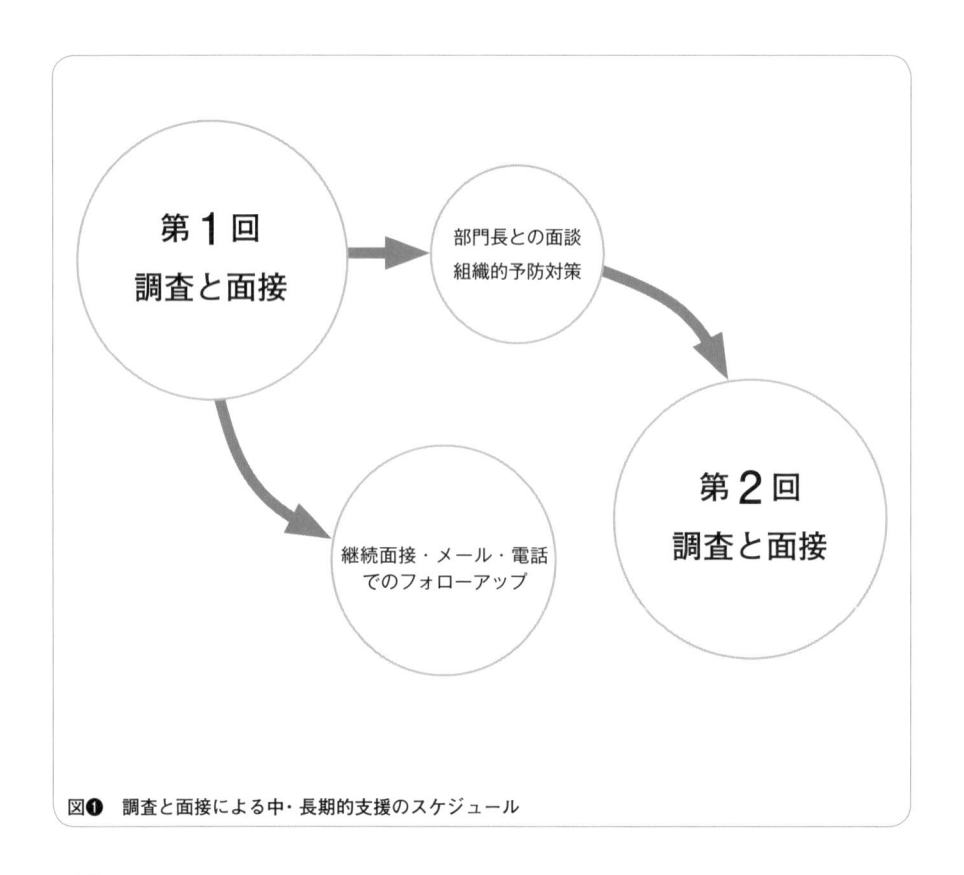

図❶　調査と面接による中・長期的支援のスケジュール

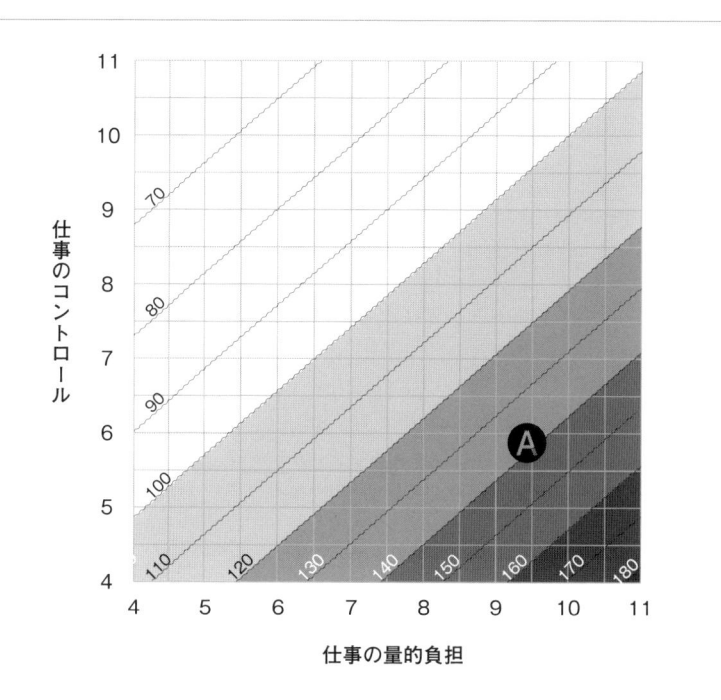

図❷　仕事のストレス判定図（加藤, 2000）の結果例
〔加藤正明（2000）．労働の場におけるストレス及びその健康影響に関する研究報告書（平成11年度作業関連疾患の予防に関する研究）．http://www.tmu-ph.ac/pdf/H11report.pdf（2012年6月8日アクセス）．〕より（若干修正）

面接から半年後に、2回目の面接を実施することが決定され、現在も調査と面接を行っています。

2回目の面接では、初回の面接よりも健康を回復している従業員が多く見られました。とくに、震災に伴う過重業務が一段落し、通常の業務量に落ち着いたことが良い影響を与えていると推測されました。また、その変化を面接によって確認することで、従業員自身も安心するという場面も多く見られました。しかし、2回目の面接ではじめて不調を訴える従業員も見られ、継続面接が必要な場合もありました。

また、業務の内容面での困難さや、職場の人間関係の問題など、震災以前から問題とされていた職場のストレス要因があることが明らかにもなりました。つまり、中・長期的支援を行ってみると、震災とは直接関係のない相談内容が増える傾向がありました。

第2節
支援者が現地へ向かうために必要な準備

1. 支援者に必要な情報の収拾と事前準備

　今回の経験から、災害時の心理的な支援活動を行うためには、事前に十分に情報を得て、生じ得る事態や、支援について検討する必要があると思いました。今回の心理支援活動を行うにあたって参考とした情報をまとめます。

　　　　　　　　Ａ 「サイコロジカル・ファーストエイド実施の手引き」日本語版
　　　　　　　　　　　　　　　　　　　　　　　　（明石.藤井.加藤., 2008）

　サイコロジカル・ファーストエイドとは、災害に遭った者に対して実施できる心理的支援の方法を示したものです。この手引きは、アメリカ国立PTSDセンターと、アメリカ国立子どもトラウマティックストレス・ネットワークが開発したものであり、日本語版は兵庫県こころのケアセンターで発行されています。この手引き書は、精神保健の専門家に限らず、災害や事故の現場で働く可能性のある者に向けて書かれています。

　　　　　　　　　　Ｂ 「災害時地域精神保健医療活動のガイドライン」（金, 2003）

　このガイドラインは、厚生科学特別研究事業の研究成果として国立精神・神経医療研究センター精神保健研究所にて作成されたものです。災害時における心理的な反応の特徴や、災害時における地域精神保健医療活動の具体的展開の仕方が書かれています。このガイドラインでは、地域において日ごろと同じ精神保健医療活動を継続的に行うことの重要性が述べられています。

　　　　　　　　Ｃ 「東日本大震災 被災地での心のケアチーム活動マニュアル Ver.2」
　　　　　　　　　　（国立精神・神経医療研究センター精神保健研究所成人精神保健部, 2011）

　これも、国立精神・神経医療研究センター精神保健研究所で作成されたものであり、東日本大震災の直後に出されたものです。このマニュアルには、「心のケアチーム」が各地域の行政機関を通じて地域保健活動を行う際の注意事項が具体的に書かれています。

2. 支援者が**陥りやすい心理状態**とその対処法

A 二次的外傷性ストレス

　支援者が活動を行うなかで、陥る可能性のある心理状態として「二次的外傷性ストレス（障害）」が知られています（フィグリー, 1999, 小西・金田訳, 2003）。これらの概念は「代理トラウマ」「共感疲労」という言葉で述べられることもあり、よく知られた対人援助職の「バーンアウト」とも密接に関連する概念です。

　「二次的外傷性ストレス（障害）」とは、他者が体験したトラウマとなる出来事に間接的に曝されることにより、PTSDと同様の症状が引き起こされた状態です。フィグリーによれば、「共感疲労」も同様の状態を述べたものであると言います。これは、他者の心理的苦痛に、共感的に接したことによる疲労状態と言えます。フィグリーは、これらは他者の心理的苦痛をケアすることの代償であると述べています。

B 惨事ストレス

　惨事ストレス（Critical Incident Stress）とは、地震・津波などの自然災害、テロ・戦争などの人為的災害、事故、暴力など、通常の対処行動機制が上手く働かない問題や脅威に直面、または見聞した人におこるストレス反応で、惨事の直接被害者だけでなく、消防職員・警察官・医師・看護師・カウンセラーなどの災害救援者にも生じる反応であるとされています（松井, 2009）。松井によれば、一般的には外傷性のストレス反応であるが、災害救援者の場合には罪悪感やうつ状態を伴う場合もあります。

　この他に、震災直後に思っていた意欲や使命感というものが、中・長期的活動になると維持できないこともあると思います。また、自分自身の通常の業務の間に、現地に派遣されて被災地支援を続けることは、ボランティア精神だけでは難しいだろうと感じました。支援者が陥りやすい心理状態を事前に理解しておくことは、中・長期的活動に関わる上で重要であると思います。

C 支援者自身のセルフケア

　前項で述べたマニュアルやガイドラインでは、支援者自身のセルフケアの必要性が述べられています。たとえば、「サイコロジカル・ファーストエイド実施の

手引き」(明石.藤井.加藤., 2008) では、以下のような活動を行うことが推奨されています。

　○適度な運動、栄養、休養をとる。
　○自己管理と活動ペースの調整。
　○1人で問題を抱え込まない。
　○建設的な活動を増やす。
　○家族や友人と時間を過ごす。

　また、避けるべきこととして、

　○長期間1人きりで活動すること。
　○ほとんど休憩を取らずに「ぶっ通し」で働くこと。
　○自分に能力がないという思いを強めるようなネガティブなことを考えること。

などが挙げられています。
　また、「災害時地域精神保健医療活動のガイドライン」(金, 2003) では、援助業務に従事した個々人が組織のなかで評価され、報いられることは意外と少ないことを指摘し、援助活動の価値を認め、労をねぎらうことが重要であると述べられています。

3. 支援者と現地をつなぐために必要なこと

　最後に、支援者と現地を結ぶために必要と感じることを2点説明します。
　東日本大震災後、臨床心理士などを対象とした「こころのケア」に関する多くの研修会・講習会が開催されました。ある研修会では1000名以上の臨床心理士が参加していました。多くの臨床心理士が興味・関心を持って参加したのだと思います。しかし、そのような参加人数の割に、臨床心理士の活動実績は、公的機関や学校領域を除けばあまり多くは報告されていないのではないかと思います。もちろん、報道や発表がなされていない活動もあるとは思いますが、研修会の参加人数の割には活動が少ないように感じます。
　支援者と現地をつなぐためには、中・長期的視点に立ちつつ、タイミング良く人的資源を配分・コーディネートできる組織が必要だと思われます。今回の震災

後の活動を経験して、支援活動はタイミングが非常に重要だと感じました。たとえば、筆者が参加を希望した別の被災地支援のボランティアでは、ボランティアに派遣される数日前に派遣が中止されました。必要な支援に対して、派遣される人が多すぎたためです。必要な支援は日々、変化します。このような点に配慮し、必要な支援をタイミング良く提供できる組織が整うことが大切であり、援助に向かいたい人はいても、実績が少ない理由はそれが未整備であるためではないかと思います。

　もう1つは、「こころのケア」以外の活動と、臨床心理士が連携を図る必要があるということです。さらに言えば、「こころのケア」以外の活動に臨床心理士が積極的に参加する仕組みを作ると良いかもしれません。たとえば、炊き出しなどの食事支援、運動教室、保健活動、教育活動などに加わり、臨床心理士であることを前面に出さずに関わることも有効だろうと思いました。

第 7 章　引用文献

下光輝一（2005）．職業性ストレス簡易調査票を用いたストレスの現状把握のためのマニュアル（平成 14 年～ 16 年の厚生労働科学研究費補助金労働安全衛生総合研究事業「職場環境等の改善等によるメンタルヘルス対策に関する研究」成果物）．http://www.tmu-ph.ac/topics/pdf/manual2.pdf（2012 年 6 月 8 日アクセス）．

加藤正明（2000）．労働の場におけるストレス及びその健康影響に関する研究報告書（平成 11 年度労働省作業関連疾患の予防に関する研究班」報告書）．http://www.tmu-ph.ac/pdf/H11report.pdf（2012 年 6 月 8 日アクセス）．

金吉晴（2006）．心的トラウマの理解とケア　第 2 版．じほう：東京．

金吉晴（2003）．災害時地域精神保健医療活動のガイドライン（平成 13 年度厚生科学研究費補助金厚生科学特別研究事業「学校内の殺傷事件を事例とした今後の精神的支援に関する研究」成果物）．http://www.ncnp.go.jp/pdf/mental_info_guide.pdf（2012 年 6 月 8 日アクセス）．

明石加代．藤井千太．加藤寛（2008）．災害・大事故被災集団への早期介入—「サイコロジカル・ファーストエイド実施の手引き」日本語版作成の試み──．心的トラウマ研究, 4, 17-26.

国立精神・神経療研究センター精神保健研究所（2011）．東日本大震災 被災地でのこころのケアチーム活動マニュアル（Ver.2）．http://www.ncnp.go.jp/pdf/mental_info_careteam.pdf（2012 年 6 月 8 日アクセス）．

松井豊（2009）．惨事ストレスへのケア．おうふう：東京．

フィグリー, C. R.（2003）．共感疲労－ケアの代償についての新しい理解に向けて－．スタム, B. H.（編）小西 聖子・金田 ユリ子（訳）二次的外傷性ストレス, Pp.3-28：誠信書房：東京．

執筆者紹介

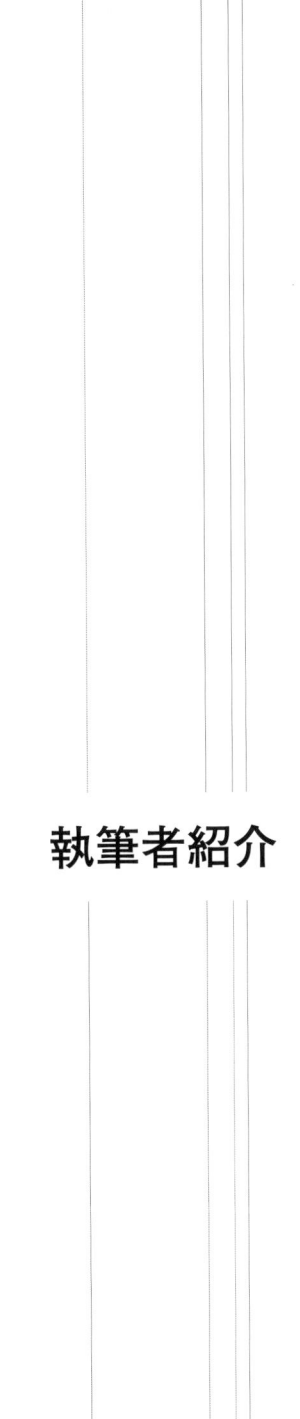

第1章　和田耕治　WADA Koji

産業医科大学医学部卒業（2000 年）
北里大学医学部公衆衛生学准教授（現在）

●主要著書●

『保健・医療従事者が被災者と自分を守るためのポイント集』（共編）中外医学社、2011 年
『新型インフルエンザ（A/H1N1）わが国における対応と今後の課題』（編）中央法規、2011 年

第2章　岡本真澄　OKAMOTO Masumi

東京大学大学院医学系研究科修了（2012）
独立行政法人国際協力機構（現在）

●主要著書●

『大槌町　保健師による全戸家庭訪問と被災地復興』（共著）明石書店、2012 年

第3章　高橋正也　TAKAHASHI Masaya

東京学芸大学教育学部卒業（1990 年）
独立行政法人労働安全衛生総合研究所上席研究員（現在）

●主要著書●

『睡眠学』（共著）朝倉書店、2009 年
『眠りの科学とその応用Ⅱ』（共著）シーエムシー出版、2011 年
『意識と睡眠』（共著）シナジー出版、2012 年

第4章　齋藤昌宏　SAITO Masahiro

東北福祉大学大学院総合福祉学研究科修士課程修了（2007 年）
東北福祉大学社会貢献センター予防福祉健康増進推進室特任准教授（現在）

●主要著書●

『元気塾ポケットガイドシリーズ 1　はじめてみようノルディックウォーキング』
東北福祉大学予防福祉健康増進センター、2007 年
『積極的健康・社会サービスの構想　フィンランド・モデルとの対話』（共著）福祉工房、2011 年

執筆者プロフィール

第5章

島津　明人　　SHIMAZU Akihito

早稲田大学大学院文学研究科心理学専攻博士後期課程修了（2000年）
東京大学大学院医学系研究科精神保健学分野准教授（現在）
●主要著書●
『職場不適応と心理的ストレス』風間書房、2003年
『じょうずなストレス対処のためのトレーニングブック』法研、2003年
『自分でできるストレスマネジメント――活力を引き出す6つのレッスン』（共著）培風館、2008年

第6章

桑原　斉　　KUWABARA Hitoshi

東京大学大学院医学系研究科博士課程修了（2007年）
東京大学大学院医学系研究科こころの発達医学分野助教（現在）

荒木　剛　　ARAKI Tsuyoshi

東京大学大学院医学系研究科博士課程修了（2007年）
東京大学大学院医学系研究科ユースメンタルヘルス講座特任准教授（現在）

安藤俊太郎　　ANDO Shuntaro

東京大学医学部医学科修了（2003年）
公益財団法人東京都医学総合研究所心の健康プロジェクト研究員（現在）
●主要著書●
Taplin, R., & Lawman, S. J.(Eds) 2012. "*Mental Health Care in Japan*" Routledge: London.（共著）

金原明子　　KANAHARA Akiko

学習院大学文学部心理学科修了（2004年）
東京大学医学部附属病院精神神経科精神保健福祉士（現在）

笠井清登　　KASAI Kiyoto

東京大学医学部医学科修了（1995年）
東京大学大学院医学系研究科精神医学分野教授（現在）
●主要著書●
『精神科研修ノート』（共編）診断と治療社、2011年

第7章

種市康太郎 　TANEICHI Kotaro

早稲田大学大学院文学研究科心理学専攻博士後期課程満期単位取得後退学（2000年）
桜美林大学心理教育学系准教授（現在）

●主要訳書●
『ソーシャルサポートの測定と介入』（共訳）川島書店、2005年
『ペットと生きる　ペットと人の心理学』（共訳）北大路書房、2006年
『今日のメンタルヘルス』（共訳）放送大学教育振興会、2011年

災害時の健康支援──行動科学からのアプローチ
2012年9月10日　第1刷発行

　　編　者　災害行動科学研究会
　　　　　　島津明人
　　発行者　柴田敏樹
　　印刷者　田中雅博

　発行所　株式会社　誠信書房
　〒112-0012　東京都文京区大塚 3-20-6
　　　　　　電話　03 (3946) 5666
　　　　　　http://www.seishinshobo.co.jp/

編集・エディトリアルデザイン　南口雄一
創栄図書印刷　協栄製本
検印省略
©Shimazu Akihito, 2012

落丁・乱丁本はお取り替えいたします
無断での本書の一部または全部の複写・複製を禁じます
Printed in Japan
ISBN978-4-414-80206-1 C3047